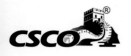

中国临床肿瘤学会（*CSCO*）
中枢神经系统转移性肿瘤诊疗指南
2021

GUIDELINES OF CHINESE SOCIETY OF CLINICAL ONCOLOGY (CSCO)
CENTRAL NERVOUS SYSTEM METASTASES

中国临床肿瘤学会指南工作委员会 组织编写

人民卫生出版社
·北京·

U0385580

图书在版编目（CIP）数据

中国临床肿瘤学会（CSCO）中枢神经系统转移性肿瘤诊疗指南 . 2021/中国临床肿瘤学会指南工作委员会组织编写. —北京：人民卫生出版社，2021.8
ISBN 978-7-117-31868-6

Ⅰ.①中… Ⅱ.①中… Ⅲ.①神经组织肿瘤—诊疗—指南 Ⅳ.①R739.4-62

中国版本图书馆 CIP 数据核字（2021）第 153638 号

人卫智网	www.ipmph.com	医学教育、学术、考试、健康，购书智慧智能综合服务平台
人卫官网	www.pmph.com	人卫官方资讯发布平台

中国临床肿瘤学会（CSCO）中枢神经系统转移性肿瘤诊疗指南 2021

Zhongguo Linchuang Zhongliu Xuehui (CSCO) Zhongshu Shenjing Xitong Zhuanyi Xing Zhongliu Zhenliao Zhinan 2021

组织编写：中国临床肿瘤学会指南工作委员会		**经　销**：新华书店		
出版发行：人民卫生出版社（中继线 010-59780011）		**开　本**：787×1092　1/32	**印张**：4	
地　　址：北京市朝阳区潘家园南里 19 号		**字　数**：99 千字		
邮　　编：100021		**版　次**：2021 年 8 月第 1 版		
E - mail：pmph @ pmph.com		**印　次**：2021 年 9 月第 1 次印刷		
购书热线：010-59787592　010-59787584　010-65264830		**标准书号**：ISBN 978-7-117-31868-6		
印　　刷：北京华联印刷有限公司		**定　价**：44.00 元		
打击盗版举报电话：010-59787491　E-mail：WQ @ pmph.com				
质量问题联系电话：010-59787234　E-mail：zhiliang @ pmph.com				

中国临床肿瘤学会指南工作委员会

组　长　赫　捷　　　李　进

副组长　（以姓氏汉语拼音为序）

程　颖　　樊　嘉　　郭　军　　江泽飞

梁　军　　马　军　　秦叔逵　　王　洁

吴一龙　　徐瑞华　　于金明

中国临床肿瘤学会（CSCO）
中枢神经系统转移性肿瘤诊疗指南

2021

组　长

牟永告　　中山大学肿瘤防治中心神经外科

副组长（以姓氏汉语拼音为序）

陈佳艺　　上海交通大学医学院附属瑞金医院放疗科

董志强　　华中农业大学生物医学与健康学院

郭琤琤　　中山大学肿瘤防治中心神经外科 / 神经肿瘤科

秦智勇　　复旦大学附属华山医院神经外科

邱晓光　　首都医科大学附属北京天坛医院放疗科

杨云鹏　　中山大学肿瘤防治中心内科

斯　璐　　北京大学肿瘤医院黑色素瘤科

万经海　　中国医学科学院肿瘤医院神经外科

王　涛　　中国人民解放军总医院肿瘤医学部

秘书组

 郭珺珺　　中山大学肿瘤防治中心神经外科 / 神经肿瘤科

专家组成员及执笔人（以姓氏汉语拼音为序，* 为执笔人）

 陈佳艺　　上海交通大学医学院附属瑞金医院放疗科

 陈丽昆　　中山大学肿瘤防治中心内科

 陈媛媛*　中山大学肿瘤防治中心放疗科

 初曙光*　复旦大学附属华山医院影像科

 郭珺珺*　中山大学肿瘤防治中心神经外科 / 神经肿瘤科

 李　智　　广东省人民医院病理科

 林　根*　福建省肿瘤医院内科

 毛丽丽*　北京大学肿瘤医院黑色素瘤科

 苗　茜*　福建省肿瘤医院内科

 秦智勇　　复旦大学附属华山医院神经外科

邱晓光　首都医科大学附属北京天坛医院放疗科
赛　克* 中山大学肿瘤防治中心神经外科 / 神经肿瘤科
斯　璐* 北京大学肿瘤医院黑色素瘤科
王　涛* 中国人民解放军总医院肿瘤医学部
吴敬勋* 厦门大学附属第一医院肿瘤内科

　　基于循证医学证据、兼顾诊疗产品的可及性、吸收精准医学新进展,制定中国常见肿瘤的诊断和治疗指南,是中国临床肿瘤学会(CSCO)的基本任务之一。近年来,临床诊疗指南的制定出现新的趋向,即基于诊疗资源的可及性,这尤其适合于发展中国家,以及地区差异性显著的国家和地区。中国是幅员辽阔、地区经济和学术发展不平衡的发展中国家,CSCO 指南需要兼顾地区发展差异、药物和诊疗手段的可及性及肿瘤治疗的社会价值三个方面。因此,CSCO 指南的制定,要求每一个临床问题的诊疗意见根据循证医学证据和专家共识度形成证据类别,同时结合产品的可及性和效价比形成推荐等级。证据类别高、可及性好的方案,作为 I 级推荐;证据类别较高、专家共识度稍低,或可及性较差的方案,作为 II 级推荐;临床实用,但证据类别不高的,作为 III 级推荐。CSCO 指南主要基于国内外临床研究成果和 CSCO 专家意见,确定推荐等级,以便于大家在临床实践中参考使用。CSCO 指南工作委员会相信,基于证据、兼顾可及、结合意见的指南,更适合我国的临床实际。我们期待得到大家宝贵的反馈意见,并将在指南更新时认真考虑、积极采纳合理建议,保持 CSCO 指南的科学性、公正性和时效性。

中国临床肿瘤学会指南工作委员会

CSCO 诊疗指南证据类别 / 1

CSCO 诊疗指南推荐等级 / 2

1 中枢神经系统转移性肿瘤的 MDT 模式 / 3

2 中枢神经系统转移性肿瘤的影像学检查 / 7

3 中枢神经系统转移性肿瘤的病理学诊断 / 15

    3.1 肺癌脑转移病理学诊断基本原则 / 16

    3.2 乳腺癌脑转移病理学诊断基本原则 / 21

    3.3 黑色素瘤脑转移病理学诊断基本原则 / 27

    3.4 胃肠道癌脑转移病理学诊断基本原则 / 33

4 中枢神经系统转移性肿瘤的脑脊液及血清学检查 / 39

5 中枢神经系统转移性肿瘤的手术治疗 / 43

6 中枢神经系统转移性肿瘤的放射治疗 / 49

    6.1 脑转移瘤全脑放疗 / 53

    6.2 脑膜转移瘤放疗 / 58

    6.3 脑转移瘤放疗结合靶向治疗 / 62

    6.4 脑转移瘤放疗结合免疫治疗 / 65

目录

7 肺癌脑转移的内科治疗 / 81

　　7.1 非小细胞肺癌伴热点突变脑（脑膜）转移的内科治疗原则 / 82

　　7.2 非小细胞肺癌驱动基因阴性脑（脑膜）转移的内科治疗原则 / 95

　　7.3 小细胞肺癌脑（脑膜）转移的内科治疗原则 / 101

8 乳腺癌脑转移的内科治疗 / 107

9 消化系统肿瘤脑转移的内科治疗 / 111

10 黑色素瘤脑转移的内科治疗 / 115

CSCO 诊疗指南证据类别

证据特征			CSCO 专家共识度
类别	水平	来源	
1A	高	严谨的 Meta 分析、大型随机对照研究	一致共识 （支持意见 ≥ 80%）
1B	高	严谨的 Meta 分析、大型随机对照研究	基本一致共识，争议小 （支持意见 60%~80%）
2A	稍低	一般质量的 Meta 分析、小型随机对照研究、设计良好的大型回顾性研究、病例 - 对照研究	一致共识 （支持意见 ≥ 80%）
2B	稍低	一般质量的 Meta 分析、小型随机对照研究、设计良好的大型回顾性研究、病例 - 对照研究	基本一致共识，争议小 （支持意见 60%~80%）
3	低	非对照的单臂临床研究、病例报告、专家观点	无共识，且争议大 （支持意见 <60%）

CSCO 诊疗指南推荐等级

推荐等级	标准
I 级推荐	**1A 类证据和部分 2A 类证据** CSCO 指南将 1A 类证据，以及部分专家共识度高且在中国可及性好的 2A 类证据，作为 I 级推荐。具体为：适应证明确、可及性好、肿瘤治疗价值稳定，纳入《国家基本医疗保险、工伤保险和生育保险药品目录》的诊治措施
II 级推荐	**1B 类证据和部分 2A 类证据** CSCO 指南将 1B 类证据，以及部分在中国可及性欠佳，但专家共识度较高的 2A 类证据，作为 II 级推荐。具体为：国内外随机对照研究，提供高类别证据，但可及性差或者效价比不高；对于临床获益明显但价格较贵的措施，考虑患者可能获益，也可作为 II 级推荐
III 级推荐	**2B 类证据和 3 类证据** 对于某些临床上习惯使用，或有探索价值的诊治措施，虽然循证医学证据相对不足，但专家组意见认为可以接受的，作为 III 级推荐

1 中枢神经系统转移性肿瘤的 MDT 模式

诊断方法	I 级推荐	II 级推荐	III 级推荐
MDT 模式	临床 - 护理模式	临床 - 护理 - 心理 - 社会模式	
MDT 团队构成	放射科专家、病理科专家、外科专家(和原发肿瘤相关的肿瘤外科及神经外科等)、放射肿瘤学专家、神经肿瘤学专家、肿瘤内科专家、介入性疼痛专科医生、营养师、神经内科专家、临床检验人员、护理师、临终关怀护理人员	物理治疗师、职业和语言治疗师、护理师、心理专家社会工作人员、生物样本库、病案库人员	
MDT 的内容	脑转移患者均接受多模态的影像学综合评估、病理学确诊(原发灶与转移灶)、治疗模式探讨(手术、放射治疗、药物治疗及介入时机、临终关怀的时机)	主管医生认为需要 MDT 的患者(例如诊治有困难或争议)	需要特殊辅助治疗决策(例如需要手术、放疗或更换内科治疗手段)的患者 需要参加某个临床试验的患者

诊断方法	Ⅰ 级推荐	Ⅱ 级推荐	Ⅲ 级推荐
MDT 会议频率	每周或每 2 周 1 次	每月 1 次	每 3 个月 1 次
MDT 主要组织形式	联合门诊	新型移动医疗模式，但需要注意医疗安全和患者隐私保护	

【注释】

a　强烈推荐每位脑转移患者均接受多学科团队（multidisciplinary team，MDT）诊治模式。大多数脑转移患者在就诊过程中将接触到多个专科医生，因此 MDT 将有助于医生之间的密切和定期沟通，最终为肿瘤患者制定精准有效的个体化治疗方案。

b　MDT 的核心成员应包括放射科专家、病理科专家、外科专家（和原发肿瘤相关的肿瘤外科及神经外科等）、放射肿瘤学专家、神经肿瘤学专家、肿瘤内科专家、介入性疼痛专科医生、神经内科专家、营养师、临床检验人员及医护人员。

c　由于脑转移患者在诊治方面存在较高的复杂性，将涉及多个影像学方法的评估、病理学再次确诊、手术、放射治疗（放疗）、药物治疗等方面，因此每个诊治流程及措施的介入时机、交替治疗的方式、风险、治疗副作用及可能的获益及疗效等方面，需要详细与患者及家属沟通，使其充分理解及知情同意。

d 在条件允许的情况下，推荐多学科临床 - 护理 - 心理 - 社会模式，包括联合医疗服务人员，如物理治疗师及康复治疗、职业和语言治疗、护理、心理学、临终关怀护理人员、社会工作人员，以优化治疗及患者社会再适应的需要。

e 强烈鼓励患者选择参与临床试验，鼓励参与大型合作试验，以便为患者提供适当的选择。

2 中枢神经系统转移性肿瘤的影像学检查

脑转移瘤的影像评价与其他肿瘤有些不同，主要包含两个部分，一是首诊病灶检测，二是病灶治疗后反应评价[1]。2006 年前，脑转移瘤的影像评价大部分依据 CT 成像。随着 MRI 的普及应用，NCCN 指南已明确要求，把 MRI 作为脑肿瘤治疗前、后评价的首选影像检查方法，并建议进行标准化 MRI 扫描[2]。

影像检查方法及影像表现

检查方法	分层	Ⅰ级推荐	Ⅱ级推荐	Ⅲ级推荐
MRI	最低标准扫描序列（minimum standard）	平扫：2D FLAIR、2D DWI、2D 或 3D T1 注射造影剂后：2D T2、2D T1 或 3D T1		
	优化扫描序列（ideal protocol）	平扫：2D FLAIR、2D DWI、3D T1 注射造影剂后：2D T2、2D T1、PWI		

检查方法	分层	I 级推荐	II 级推荐	III 级推荐
MRI	影像表现	可单发或多发，见于幕上及幕下多种信号改变，常见为 T1 低信号、T2 高信号；DWI 常有弥散受限成分；出血见于 20% 以上转移瘤除囊变、坏死、出血外，转移瘤组织均可见强化强化结节伴周围水肿是转移瘤最常见 MRI 表现		
CT	扫描		无法完成头颅 MRI 检查的患者可行 CT 平扫及增强检查	

影像检查方法及影像表现（续表）

检查方法	分层	I 级推荐	II 级推荐	III 级推荐
CT	影像表现		平扫时脑转移瘤多表现为等密度或低密度，少数为高密度灶增强 CT 上典型脑转移瘤多强化明显，周围可见水肿	
PET	PET/CT		可检测发生脑转移的原发肿瘤及其他部位的转移	
	PET/MRI		PET/MR 一体机在脑转移中具有良好的应用前景	

影像检查方法及影像表现（续表）

检查方法	分层	I级推荐	II级推荐	III级推荐
PET	示踪剂		新显像剂 ^{68}Ga-FAPI 诊断脑转移瘤较 ^{18}F-FDG 有一定优势	
功能影像组学				如 APT、人工智能分析等功能影像组学检测

【注释】

a 总体来说，3T 磁共振优于 1.5T 磁共振，尤其在小病灶检出方面。不同磁共振扫描机的序列名称不同，但序列的本质一致。

b 最低 MRI 扫描标准中，核心是薄层扫描，建议行 3D 扫描；首选 SE 序列；DWI 由于非常有诊断价值，且扫描时间短，建议始终放在平扫序列里。优化扫描标准中，增加的 DSC 灌注扫描可能对鉴别肿瘤复发和放射性坏死有用。增强后长时间延迟扫描（60~105min），可能对小病灶检出有利。

c　目前使用的磁共振对比剂均为钆的螯合物。不同厂家造影剂有弛豫率方面的一定差异，但不影响诊断效能。双倍或者三倍剂量可以提高病灶显示程度，但考虑到可能的钆在体内沉积和肾纤维化风险，推荐单倍剂量。注射造影剂后扫描 DSC PWI 和 T2，然后再扫描增强 T1，相当于一定程度的延迟扫描，可以使病灶显示更明显。

d　治疗后 MRI 评估：采用 2015 年发布的 RANO-BM 建议，依据 2009 年发布的 Recist1.1 标准，评估中只测量脑实质内转移病灶，基线测量时靶病灶总数最多 5 个，可测量靶病灶需要实性强化最大单径 ≥ 10mm，不包括囊和腔[3]。

e　鉴别治疗反应和肿瘤复发：CT、MRI 灌注成像有一定价值。肿瘤复发多呈现血流增加，表现为高灌注，而放疗后坏死多呈低灌注。但是一部分患者放疗后短期或免疫治疗后，病灶对治疗的反应复杂多样，病灶内部可能包含不同程度的炎症、血管反应等，也会造成灌注的异常增高或减低。目前 CT、MRI 灌注成像鉴别两者的价值尚未得到充分验证。对免疫治疗后的患者进行评估时，RANO 标准认为，治疗后 6 个月内如果显示 MRI 强化增加或者出现新强化灶，需要再等待 3 个月后复查 MRI 来验证，即以 MRI 比较病灶改变，并结合临床，决策下一步治疗方案[4]。PET 可以增加诊断信息，尤其标记氨基酸示踪剂的 PET/CT 在肿瘤复发病灶中多呈高代谢。但也存在假阳性，解读时依然需要综合考虑。

f　MRI 用于评估软脑膜转移：常规增强 T1SE 序列常难以发现软脑膜转移。GRE 序列，由于血管增强效应，会导致脑沟内多发的条状或者点状高信号，即高估效应，带来假脑膜转移瘤征象。推荐采用增强后 Flair 序列，很多研究认为其在显示脑膜转移瘤方面显示出一定优势，尤其在一定时间的延迟后，更可以确认脑膜转移的有无[5]。

参考文献

［1］初曙光，杨长蔚，梁晓华，等. 重视脑转移瘤标准化影像检查以提高影像评估准确性. 中华转移性肿瘤杂志, 2021, 4 (1): 10-14.

［2］KAUFMANN TJ, SMITS M, BOXERMAN J, et al. Consensus recommendations for a standardized brain tumor imaging protocol for clinical trials in brain metastases. Neuro Oncol, 2020, 22 (6): 757-772.

［3］LIN NU, LEE EQ, AOYAMA H, et al. Response assessment criteria for brain metastases: proposal from the RANO group. Lancet Oncol, 2015, 16 (6): e270-e278.

［4］OKADA H, WELLER M, HUANG R, et al. Immunotherapy response assessment in neuro-oncology: a report of the RANO working group. Lancet Oncol, 2015, 16 (15): e534-e542.

［5］ERCAN N, GULTEKIN S, CELIK H, et al. Diagnostic value of contrast-enhanced fluid-attenuated inversion recovery MR imaging of intracranial metastases. AJNR Am J Neuroradiol, 2004, 25 (5): 761-765.

3 中枢神经系统转移性肿瘤的病理学诊断

3.1 肺癌脑转移[a]病理学诊断基本原则

诊断方法	I 级推荐	II 级推荐	III 级推荐
组织形态学 （HE 染色）	腰椎穿刺脑脊液细胞病理学检查，发现肿瘤细胞可明确诊断；在有明确适应证的前提下行脑活检术或病灶切除术，经组织病理明确诊断		
免疫组化检测	免疫组化检测 CK、Ki-67、TTF-1、NapsinA、P40、CK5/6、CD56、Syn，CgA 等抗体，必要时需通过黏液染色（PAS 或黏液卡红）鉴别腺、鳞癌或小细胞癌[b]，ALK（D5F3）免疫组化检测（伴随诊断）[c]	组织标本行 PD-L1 检测[d]	

肺癌脑转移病理学诊断基本原则（续表）

诊断方法	I 级推荐	II 级推荐	III 级推荐
分子检测	非鳞癌组织标本 *EGFR* 突变、*ALK* 融合及 *ROS1* 融合检测；无组织标本或量少不能行基因检测时，可通过外周血游离/肿瘤 DNA（cf/ctDNA）进行 *EGFR* 突变检测 e	*RET*、*KRAS*、*BRAF*、*HER2*、*NTRK*、*MET*（扩增及 14 号外显子跳跃缺失突变）等基因检测；小细胞癌的 *MGMT* 甲基化检测 f	肿瘤突变负荷（TMB）的 *NGS* 检测 g

【注释】

a 肺癌脑转移性肿瘤包括脑实质转移和脑膜转移。脑实质转移瘤最常见的发生部位为大脑半球，其次为小脑和脑干，脑膜转移较脑实质转移少见，但预后更差。不同组织学类型的肺癌脑转移发生率不同，非小细胞肺癌转移率为 10% 左右，腺癌和大细胞癌发生脑转移的概率较高，小细胞癌首次就诊时脑转移的发生率为 10%，诊疗过程中为 40%~50%，生存 2 年以上的患者脑转移达 60%~80%，是影响 SCLC 患者生存和生活质量的重要因素之一。

b 组织学分型不明确的肺癌（NSCLC）脑转移病灶，通过免疫组化检测 CK、Ki-67、TTF-1、NapsinA、P40、CK5/6、CD56、Syn、CgA 等标记抗体，必要时需通过黏液特殊染色（PAS 或黏液卡红）鉴别腺、鳞癌或小细胞癌，诊断原则遵循《WHO 胸部肿瘤分类（2021 版）》[1]。

c 采用免疫组化方法检测 ALK 时应遵循《中国非小细胞肺癌 ALK 检测临床实践专家共识（2019 版）》[2]的检测和判读原则，对转移灶中包括含腺癌成分的肿瘤组织或非腺癌的非小细胞肺癌进行检测。

d 由于绝大多数肺癌免疫治疗的前瞻性临床研究均排除了脑转移患者，目前 PD-1/PD-L1 单抗治疗肺癌脑转移的研究多为回顾性分析，显示出有一定的疗效，采用帕博利珠单抗对 PD-L1 TPS 评分 ≥ 50% 的非小细胞脑转移有抑制作用[3]。但 PD-L1 在转移癌中表达是否能够作为用药指标尚不明确，也未建立权威机构认证的伴随诊断判读标准。建议检测时采用 FDA/NMPA 认证的检测抗体和平台进行检测，并与原发灶的 PD-L1 表达水平进行对比（附表 1）。

附表 1　已获批适用于非小细胞肺癌 PD-L1 表达的检测试剂和平台

	DAKO 22C3	DAKO 28-8	罗氏 SP142	罗氏 SP263
检测平台	DAKO Autostainer Link48	DAKO Autostainer Link48	罗氏 Ventana Benchmark Ultra	罗氏 Ventana Benchmark Ultra
适用诊断	伴随诊断	补充诊断	伴随诊断	伴随 / 补充诊断 *

已获批适用于非小细胞肺癌 PD-L1 表达的检测试剂和平台（续表）

	DAKO 22C3	DAKO 28-8	罗氏 SP142	罗氏 SP263
适用药物	帕博利珠单抗	纳武利尤单抗	阿替利珠单抗	帕博利珠单抗、度伐利尤单抗、纳武利尤单抗
判读阈值	TPS ≥ 1%	TPS ≥ 1%	TPS ≥ 50% 或 IC ≥ 10%	TPS ≥ 1%

注：*，欧盟批准用于帕博利珠单抗和度伐利尤单抗的伴随诊断，纳武利尤单抗的补充诊断，美国食品药品监督管理局（FDA）批准用于度伐利尤单抗的补充诊断；TPS（tumor proportion score），肿瘤细胞阳性比例分数，任何强度完整或部分肿瘤细胞的细胞膜染色阳性的评分；IC（immune cell）免疫细胞评分，限定于 PD-L1 阳性免疫细胞的肿瘤区域。

e 对于腺癌或含腺癌成分的其他类型肺癌，应在进行病理诊断的同时常规进行 *EGFR* 基因突变、*ALK* 和 ROS1 融合基因检测。无组织标本或量少不能行基因检测时，可通过外周血游离 / 肿瘤 DNA（cf/ctDNA）进行 *EGFR* 突变检测。必要可进行 *RET* 融合基因，*KRAS*、*BRAF V600E*、*HER2* 基因突变，*NTRK* 融合基因，*MET* 基因扩增及 *MET* 基因 14 号外显子跳跃缺失突变等分子检测。

f 目前针对小细胞癌尚无批准的靶向药物或指导治疗的标志物。替莫唑胺（temozolomide）在复发性 SCLC 中有一定的疗效，脑转移、MGMT（O6- 甲基鸟嘌呤 -DNA- 甲基转移酶）基因甲基化阳性患者可能疗效更好。可采用荧光 PCR 法检测 *MGMT* 基因甲基化水平。脑脊液标本经细胞病理学诊断后，如发现肿瘤细胞，可以应用脑脊液标本中肿瘤细胞和 / 或无细胞脑脊液上清作为基因检测的标本。

g 肿瘤突变负荷（tumor mutational burden，TMB）可能预测免疫检查点抑制剂疗效。利用 *NGS* 多基因组合估测 TMB 是临床可行的方法。在组织标本不足时，利用 ctDNA 进行 TMB 估测是潜在可行的技术手段。

参考文献

［1］WHO CLASSIFICATION OF TUMOURS EDITORIAL BOARD. Throacic tumours. Lyon: International Agency for Reaserach on Cancer, 2021.

［2］中国非小细胞肺癌 ALK 检测模式真实世界多中心研究专家组 , 中华医学会病理学分会分子病理学组 . 中国非小细胞肺癌 ALK 检测临床实践专家共识 . 中华病理学杂志 , 2019, 48 (12): 913-920.

［3］METRO G, BANNA GL, SIGNORELLI D, et al. Efficacy of Pembrolizumab Monotherapy in Patients With or Without Brain Metastases From Advanced Non-Small Cell Lung Cancer With a PD-L1 Expression ⩾ 50%. J Immunother, 2020, 43 (9):299-306.

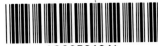
诊断方法	I 级推荐	II 级推荐	III 级推荐
组织形态学（HE 染色）	腰椎穿刺脑脊液细胞病理学检查，发现肿瘤细胞可明确诊断； 在有明确适应证的前提下行脑活检术或病灶切除术，经组织病理明确诊断		
免疫组化检测	乳腺癌脑转移灶组织标本应进行 ER、PR、Ki-67 [b-d]； HER2 免疫组化检测（伴随诊断）[e]	PD-L1 的免疫组化检测 [f]	
分子检测	荧光原位杂交 HER2 基因扩增		组织标本可行 NGS 高通量基因检测； 无组织标本或量少不能行基因检测时，脑脊液循环肿瘤细胞或循环肿瘤 DNA 进行 NGS 检测 [g]

【注释】

a 晚期乳腺癌可以发生脑转移（包括脑实质转移和脑膜转移），但不同类型乳腺癌脑转移发生率不同，通常三阴性乳腺癌、HER2 阳性乳腺癌发生脑转移风险相对较高。此外，组织学分级高（Nottingham 分级系统）、肿瘤高增殖活性、年轻、肿瘤负荷大、携带 *BRCA* 基因突变等也是脑转移发生的高危因素。脑转移好发部位大脑，其次是小脑，脑干部位最少。

b 乳腺癌的组织学分型遵循《WHO 乳腺肿瘤分类（2019 版）》原则[1]。乳腺癌脑转移形成过程中会发生基因表型的改变，与原发灶相比，乳腺癌脑转移中 *EGFR* 基因和 *HER2* 基因扩增明显增加，20% 左右的 HER2 阴性乳腺癌脑转移组织会转变成 *HER2* 扩增和 / 或突变，50% 的激素阳性乳腺癌脑转移组织会发生激素受体表达缺失，但脑转移不同部位病灶的重要基因突变几乎都是一致的，故有必要对乳腺癌脑转移病灶重新进行基因检测并与原发灶的分子分型进行对比（附表 2 ）。

附表 2　乳腺癌分子分型原则

乳腺癌分子分型	检测指标			
	ER	PR	HER2	Ki-67
Luminal A 型	+	+ 且高表达	−	低表达
Luminal B 型	+	− 或低表达	−	高表达
HER2 阳性型（HR 阴性）	−	−	+	任何
HER2 阳性型（HR 阳性）	+	任何	+	任何
三阴型	−	−	−	任何

c　经验证的免疫组化染色是预测内分泌治疗获益的标准检测，不建议使用其他检测方法。ER、PR 免疫组织化学检测的阳性阈值为 ≥ 1%，阳性应报告染色强度和阳性肿瘤细胞的百分比，还应注意 1%~10% 核着色的 ER 弱阳性判读。PR 免疫组化 20% 阳性作为 Luminal A 型和 Luminal B 型的临界值（附表 3）。

附表 3　内分泌指标判读标准

ER 免疫组化检测*		PR 免疫组化检测*	
阴性	<1% 细胞核着色	阴性	<1% 细胞核着色
弱阳性	1%~10% 细胞核着色	低表达	<20% 细胞核着色
阳性	>10% 细胞核着色	高表达	≥ 20% 细胞核着色

注：*除评估阳性肿瘤细胞的百分比外，还应评估染色强度（1+，2+，3+）。

d Ki-67 阳性定义为浸润癌细胞核任何程度的棕色染色，采用 2021 年"乳腺癌 Ki-67 国际工作组评估指南"[2, 3] 推荐的标准化的视觉评估法进行判读，Ki-67 临界值定义应根据各实验室具体情况，大部分中国专家认可 <15% 为低表达，>30% 为高表达。当 Ki-67 为 15%~30% 时，建议再次行病理会诊或依据其他指标进行临床决策。

e HER2 检测参考我国《乳腺癌 HER2 检测指南（2019 版）》[3]，分为 HER2 阳性、低表达和阴性三个层次，HER2 阳性为 IHC3+ 或 FISH 阳性；HER2 低表达为 IHC 1+ 或 2+ 且 FISH 阴性；HER2 阴性为 IHC 0；HER2 低表达患者可能从新型抗体偶联药物治疗中获益。

f 鉴于免疫治疗对乳腺癌患者预后的重要意义，建议采用 FDA 或 NMPA 批准的 PD-L1 试剂在规定的检测平台进行免疫组化检测，其中 SP142 抗体的 IC（Immune cell）阳性阈值为 ≥ 1%；22C3 抗体的 CPS（combined positive score）阳性阈值为 ≥ 10（附表 4）。

附表 4 乳腺癌脑转移灶 PD-L1 免疫组化检测标准

	PD-L1（22C3）	PD-L1（SP142）
抗体克隆号	DAKO 22C3	罗氏 SP142
检测平台	DAKO Autostainer Link48	罗氏 Ventana Benchmark Ultra
阳性阈值	CPS ≥ 10	IC ≥ 1%
判读要点	参与评分细胞为任何强度的完整或不完整的明确膜染色的浸润性活的肿瘤细胞和（任何强度的）胞质或胞膜染色的瘤巢内及肿瘤相关间质内淋巴细胞和巨噬细胞	参与评分免疫细胞包括淋巴细胞、巨噬细胞、树突状细胞和粒细胞，阳性细胞聚集分布或单个细胞散在分布，阳性信号为线状、点状以及完整或不完整的环状
排除计数范围	正常组织、中性粒细胞、嗜酸性粒细胞、浆细胞、坏死的肿瘤细胞、其他坏死细胞、细胞碎片、间质细胞	正常组织、坏死细胞、细胞碎片、间质细胞

注：CPS，联合阳性分数（combined positive score），结合了肿瘤细胞的 PD-L1 阳性结果和肿瘤相关免疫细胞 PD-L1 阳性结果而得出的评分；IC 免疫细胞评分（immune cell），限定于 PD-L1 阳性免疫细胞的肿瘤区域。

g 高通量基因检测对临床病理分型、预后评估和疗效预测有一定的作用，但往往针对某一特定类型起决策参考作用，对于乳腺癌脑转移的高通量基因检测数据目前尚不充分，因此并不提倡所有脑转移患者都进行高通量基因检测，应根据临床具体情况合理选择使用。

参考文献

［1］WHO CLASSIFICATION OF TUMOURS EDITORIAL BOARD. Breast tumours. Lyon: International Agency for Research on Cancer, 2019.

［2］NIELSEN TO, LEUNG S, RIMM DL, et al. Assessment of Ki67 in breast cancer: updated recommendations from the International Ki67 in Breast Cancer Working Group. J Natl Cancer Inst, 2021, 113 (7): 808-819.

［3］《乳腺癌 HER2 检测指南 (2019 版)》编写组 . 乳腺癌 HER2 检测指南 (2019 版). 中华病理学杂志 , 2019, 48 (3): 169-175.

3.3 黑色素瘤脑转移[a]病理学诊断基本原则

诊断方法	I级推荐	II级推荐	III级推荐
组织形态学（HE染色）	腰椎穿刺脑脊液细胞病理学检查，发现肿瘤细胞可明确诊断 在有明确适应证的前提下行脑活检术或病灶切除术，经组织病理明确诊断 评估肿瘤浸润淋巴细胞[b]		
免疫组化检测	对于诊断不明确的病例采用免疫组化法检测黑色素细胞特征性标志物 S100、SOX10、HMB45、Melan-A、PNL2、Tyrosinase、MITF 等明确诊断[c]		PD-L1 的免疫组化检测[e]

诊断方法	Ⅰ级推荐	Ⅱ级推荐	Ⅲ级推荐
分子检测	良、恶性无法鉴别时通过分子检测 *CCND1*、*RREB1*、*MYB*、*MYC* 和 *CDKN2A* 协助诊断 d	分子检测 *BRAF*、*NRAS*、*C-KIT* 等基因变异协助分子分型 f	组织标本可行 NGS 高通量基因检测；无组织标本或量少不能行基因检测时，脑脊液循环肿瘤细胞或循环肿瘤 DNA 进行 NGS 检测 g

【注释】

a 脑是黑色素瘤的好发转移部位，黑色素瘤脑转移的发生率为 8%~46%，约 1/3 黑色素瘤患者在治疗过程中出现脑转移，在尸检中约有 2/3 的黑色素瘤患者有脑转移。原发于头颈部或黏膜的黑色素瘤、原发病灶较厚且伴有溃疡、核分裂活跃是脑转移的高危因素，转移部位最多见于大脑（80%），其次是小脑和脑膜（15%），脑干（5%）最少见。

b 黑色素瘤的病理诊断遵循《WHO 皮肤肿瘤分类（第 4 版）》[1] 和《黑色素瘤病理诊断临床实践指南（2021 版）》[2] 规范和标准。脑转移性黑色素瘤的诊断较为困难，特别是无色素性黑色素瘤脑转移除了与低分化癌、肉瘤和淋巴瘤等多种肿瘤进行鉴别外，对于首发脑转移的黑色素瘤患者尚需与脑或硬膜原发性黑色素细胞病变（黑色素细胞瘤、黑色素性神经鞘瘤等）相鉴别。常用的黑色素细胞特征性标志物包括 S100、SOX10、Melan-A、HMB45、PNL2、Tyrosinase、MITF 等。其中 SOX10 和 S-100 蛋白灵敏度最高，是黑色素瘤的筛选指标，但其特异度相对较差，一般不能单独用作黑色素瘤的确定指标。Melan A、HMB45、PNL2 及 Tyrosinase 等特异度较高，进行鉴别诊断时建议同时选用上述多个标记物，以提高黑色素瘤诊断的准确性。

c 黑色素细胞增生性病变的良、恶性可通过免疫组化检测和分子检测进一步明确。一般而言，黑色素瘤 Ki-67 指数和 cyclin D1 表达率都较高，HMB45 弥漫阳性，p16 表达缺失。荧光原位杂交法（FISH）检测 *CCND1*、*RREB1*、*MYB*、*MYC* 和 *CDKN2A* 作为皮肤黑色素细胞肿瘤良恶性鉴别的一种辅助手段，具有较好的灵敏度和特异度，推荐在良恶性鉴别诊断困难的病例中选择性使用。其中 *RREB1* 和 *CCND1* 基因拷贝数增加是较为敏感指标。但鉴于黑色素瘤细胞形态的多样性和组织结构的复杂性，免疫组织和 FISH 检测结果必须紧密结合临床信息和组织学特点加以正确判读。

d 肿瘤浸润淋巴细胞（tumor-infiltrating lymphocytes，TILs）是指在肿瘤细胞之间浸润、破坏肿瘤细胞巢的淋巴细胞，不包括围绕肿瘤周边的淋巴细胞。TILs 与黑色素瘤预后呈正相关，也可作为转移性黑色素瘤免疫治疗反应的预测因子。TILs 只计算淋巴细胞，其余炎症细胞一律不计算在内；淋巴细胞必须分布于肿瘤内部和 / 或直接与肿瘤细胞接触，如果仅是位于肿瘤外围的周边或者位于肿瘤内的间质中，都不能计算在内，TILs 的评估标准见附表 5。

附表 5 黑色素瘤肿瘤浸润性淋巴细胞分级标准（AJCC 标准）

分级	释义
缺如（absent）	没有淋巴细胞，或者虽有淋巴细胞，但淋巴细胞没有浸润至肿瘤中，即没有与肿瘤细胞直接接触 *
有但不活跃（non-brisk）	有一灶或多灶淋巴细胞浸润于肿瘤细胞之间
活跃（brisk）	淋巴细胞弥漫分布于肿瘤内部，或淋巴细胞弥漫浸润肿瘤内靠周边的区域

注：* 如果淋巴细胞位于肿瘤结节内，但排列在纤维束中或小血管周围，而并非浸润至肿瘤细胞之间与肿瘤细胞直接接触，也应判定为缺乏肿瘤浸润淋巴细胞。

e 尽管多种 PD-1/PD-L1 抑制剂在晚期黑色素瘤免疫治疗中表现出确切的疗效，但 PD-1/PD-L1 的表达与疗效的关系仍有争议，目前已有针对黑色素瘤原发病灶 PD-L1 22C3 和 28-8 抗体的补充诊断，但尚无获批的伴随诊断。有研究显示对于无法切除或转移性黑色素瘤患者，PD-L1 高表达（> 5%）可能是"纳武利尤单抗"单药治疗与"伊匹单抗＋纳武利尤单抗"联合治疗疗效等同的一种标志。PD-L1 低表达可能是"纳武利尤单抗"单药治疗疗效逊于"伊匹单抗＋纳武利尤单抗"联合治疗的一种标志[3]。但目前尚无公认的 PD-L1 抗体种类和检测平台以及阳性阈值用于黑色素瘤检测，还需要进一步积累临床实践经验。目前不建议常规使用 PD-1/PD-L1 表达来决定治疗方案。

f 鉴于黑色素瘤患者可以从靶向治疗中获益，建议所有患者治疗前都做基因检测，由于 *BRAF* 和 *KIT* 基因突变是黑色素瘤的早期遗传驱动因素，因此在复发或转移病灶中的阳性率会降低，有必要对转移病灶再次进行分子检测。目前对于黑色素瘤有多个分子分型，包括 Curtin JA 的"肢端型、黏膜型、慢性日光损伤型和非慢性日光损伤型"[4]，以及 CGAT（Cancer Genome Atlas Network）的"BRAF 型、RAS 型、NF1 型和三野生型"[5]等，目前较成熟的靶点是 *BRAF*、*C-KIT* 和 *NRAS*，此外也包括一些少见或罕见基因变异，如 *NTRK1-3* 基因融合和 *ALK*、*ROS1* 基因融合等。基因检测结果与预后、分子分型和晚期治疗有关（附表 6）。

附表 6　黑色素瘤相关基因检测

	BRAF 基因	NRAS 基因	C-KIT 基因
变异类型	点突变，*V600E*、*V600K* 多见，少见 *V600R/M/D/G*，或其他位点 *D594*、*L597*、*K601D* 等	点突变，第 12、13 和 61 密码子	点突变/缺失，第 11、13 外显子常见，第 9、17、18 外显子少见
临床特征	皮肤黑色素瘤中最常见（40%~60%），年轻患者多见，浅表播散型或结节型黑色素瘤多见，预后更差，且易发生脑转移	15%~30% 的皮肤黑色素瘤发生 *NRAS* 突变，预后差	突变率约为 10.8%，肢端型和黏膜型黑色素瘤中多见，预后差
敏感药物	BRAF 和 MEK 抑制剂	MEK 抑制剂部分有效	伊马替尼
检测方法	免疫组化 *、Sanger 测序、NGS 等	荧光定量 PCR、Sanger 测序、NGS 等	荧光定量 PCR、Sanger 测序、NGS 等

注：* 只适用于 *BRAF V600E* 突变。

g 有和／或无肿瘤细胞的脑脊液标本以及转移灶组织学标本可进行循环肿瘤细胞（CTC）、循环肿瘤 DNA（ctDNA）和二代测序（NGS）高通量分子检测。

参考文献

［1］ ELDER DE, MASSI D, SCOLYER RA, WILLEMZE R. WHO Classification of skin Tumours. 4th ed. Lyon: International Agency for Research on Cancer, 2018.

［2］ 中华医学会病理学分会, 中华医学会病理学分会皮肤病理学组. 黑色素瘤病理诊断临床实践指南 (2021 版). 中华病理学杂志, 2021, 50 (6): 572-582.

［3］ HODI FS, CHIARION-SILENI V, GONZALEZ R, et al. Nivolumab plus ipilimumab or nivolumab alone versus ipilimumab alone in advanced melanoma (CheckMate 067): 4-year outcomes of a multi-centre, randomised, phase 3 trial. Lancet Oncol, 2018, 19 (11): 1480-1492.

［4］ CURTIN JA, FRIDLYAND J, KAGESHITA T, et al. Distinct sets of genetic alterations in melanoma. N Engl J Med, 2005, 353 (20): 2135-2147.

［5］ Genomic Classification of Cutaneous Melanoma. Cell, 2015, 161 (7): 1681-1696.

3.4 胃肠道癌脑转移 [a] 病理学诊断基本原则

诊断方法	I 级推荐	II 级推荐	III 级推荐
组织形态学（HE 染色）	腰椎穿刺脑脊液细胞病理学检查，发现肿瘤细胞可明确诊断 在有明确适应证的前提下行脑活检术或病灶切除术，经组织病理明确诊断		
免疫组化检测	组织标本行 MLH1、MSH2、MSH6 和 PMS2 免疫组化检测 [b] 胃癌转移标本行 HER2 免疫组化检测（伴随诊断）[c]	PD-L1 免疫组化检测 [e]	结直肠癌 HER2 检测 [g]

胃肠道癌脑转移病理学诊断基本原则（续表）

诊断方法	I 级推荐	II 级推荐	III 级推荐
分子检测	分子检测 MSI [d]	分子检测 KRAS、NRAS、BRAF 等基因变异 胃癌转移标本行原位杂交 EBERs 检测 [f]	*NTRK* 基因变异 组织标本可行 NGS 高通量基因检测 无组织标本或量少不能行基因检测时，脑脊液循环肿瘤细胞或循环肿瘤 DNA 进行 NGS 检测 [h]

【注释】

a 胃肠道癌脑转移包括脑实质转移和脑膜转移，脑实质转移常见的部位依次是大脑半球、小脑、脑干；软脑膜转移比较少见但预后更差。

b 胃肠道癌脑转移病理组织学诊断遵循《WHO 消化系统肿瘤分类 2019 版》[1] 分型和分级原则，并通过免疫组化方法检测 4 个常见 MMR 蛋白（MLH1、MSH2、MSH6 和 PMS2）的表达，阳性表达定位于细胞核。任何 1 个蛋白表达缺失为 dMMR（错配修复功能缺陷），所有 4 个蛋白表达均阳性为 pMMR（错配修复功能完整）。

c　胃腺癌和胃食管交界腺癌 HER2 的表达检测遵循《胃癌 HER2 检测指南（2016 版）》[2] 的检测和判读标准，采用免疫组化法和荧光原位杂交法检测。

d　分子检测微卫星不稳定（MSI）推荐检测 5 个（2B3D）微卫星位点（BAT25、BAT26、D5S346、D2S123 和 D17S250）。判断标准为三级：所有 5 个位点均稳定为 MSS（微卫星稳定），1 个位点不稳定为 MSI-L（微卫星低度不稳定），2 个及 2 个以上位点不稳定为 MSI-H（微卫星高度不稳定）。MSI 多由 MMR 基因突变及功能缺失导致，也可以通过检测 MMR 蛋白缺失来反映 MSI 状态，但两者并非完全一致。研究表明中国人群采用 2B3D 微卫星位点的检测方案比其他检测方案的检出率更高[4]。

e　作为 PD-1/PD-L1 免疫检查点抑制剂药物的疗效预测标志，胃腺癌、胃食管交界性腺癌和食管鳞状细胞癌已经有 FDA/NMPA 批准的 PD-L1 免疫组化伴随诊断检测标准和阳性阈值，但对于结直肠癌，目前尚无经权威机构认证的伴随诊断标准，但可通过补充诊断（非必需检测）预测药物的疗效，但应注意不同的样本类型和肿瘤部位（原发癌与转移癌）会存在一定的差异性，附表 7 显示了目前用于胃肠道癌 PD-L1 免疫组化检测的基本情况。

附表7 PD-L1 免疫组化检测在胃肠道癌的适用情况

肿瘤类型	批准类型	适用药物	检测抗体	检测平台	判读方法和阈值
胃腺癌	伴随诊断	Pembrolizumab	DAKO 22C3	均为 DAKO Autostainer Link48 平台，EnVision Flex 检测系统	CPS ≥ 1
胃食管交界性腺癌	伴随诊断	Pembrolizumab	DAKO 22C3		CPS ≥ 1
食管鳞状细胞癌	伴随诊断	Pembrolizumab	DAKO 22C3		CPS ≥ 10
结直肠癌	补充诊断	Nivolumab	DAKO 28-8		TPS 或 CPS* 1%、5%、50%
MSI-H 或 dMMR 肿瘤	补充诊断	Pembrolizumab	DAKO 22C3		TPS 或 CPS* 1%、50%

注：CPS，联合阳性分数（combined positive score），结合了肿瘤细胞的 PD-L1 阳性结果和肿瘤相关免疫细胞 PD-L1 阳性结果而得出的评分；TPS，肿瘤细胞阳性比例分数（tumor proportion score），任何强度完整或部分肿瘤细胞细胞膜染色阳性的评分；*：临床研究中的判读方法和阳性阈值。

f 分子检测 RAS 和 BRAF 基因突变主要针对 KRAS 和 NRAS 基因的第 2、3、4 号外显子及 BRAF 基因的 V600E，采用组织标本通过 DNA 直接测序法、ARMS 法或 NGS 方法检测。由于一些靶向罕见基因变异药物的问世，罕见的 NTRK 基因融合也可通过 FISH 或 NGS 方法进行检测，但不作为常规检测指标。另外，鉴于 EBV 阳性的胃癌对部分免疫检查点抑制剂有效[5]，应采用原位杂交法（ISH）对胃癌进行 EBERs 检测。

g 结直肠癌的 HER2 免疫组化检测结果仅来自于个别临床研究，尚未建立经过权威机构认证的伴随诊断的判读标准。研究中定义"结直肠癌免疫组织化学检测 HER2 阳性为大于 50% 的肿瘤细胞呈现 3+ 阳性（细胞膜的基底、侧边或侧边或整个胞膜呈强阳性着色）；HER2 评分为 2+ 的患者应通过 FISH 检测进一步明确 HER2 状态，HER2 基因扩增的阳性定义为大于 50% 的肿瘤细胞 HER2/CEP17 比值 ≥ 2.0[3]"，但尚需要在临床实践中积累更多的数据证实。

h 脑脊液样本的 CTC、ctDNA 或 NGS 液体活检可用于无法进行组织活检胃肠道癌晚期脑转移患者。

参考文献

[1] WHO CLASSIFICATION OF TUMOURS EDITORIAL BOARD. Digestive system tumours. Lyon: International Agency for Research on Cancer, 2019.

[2] 《胃癌 HER2 检测指南 (2016 版)》专家组 . 胃癌 HER2 检测指南 (2016 版). 中华病理学杂志 , 2016, 45 (8): 528-532.

[3] SARTORE-BIANCHI A, TRUSOLINO L, MARTINO C, et al. Dual-targeted therapy with trastuzumab and lapatinib in treatment-refractory, KRAS codon 12/13 wild-type, HER2-positive metastatic colorectal cancer (HERACLES): a proof-of-concept, multicentre, open-label, phase 2 trial. Lancet

Oncol, 2016, 17 (6): 738-746.

［4］ ZHANG C, DING H, SUN S, et al. Incidence and detection of high microsatellite instability in colorectal cancer in a Chinese population: a meta-analysis. J Gastrointest Oncol, 2020, 11 (6): 1155-1163.

［5］ PANDA A, MEHNERT JM, HIRSHFIELD KM, et al. Immune Activation and Benefit From Avelumab in EBV-Positive Gastric Cancer. J Natl Cancer Inst, 2018, 110 (3): 316-320.

4 中枢神经系统转移性肿瘤的脑脊液及血清学检查

诊断方法	I 级推荐	II 级推荐	III 级推荐
肺癌	脑脊液及血清学的癌胚抗原（carcinoembryonic antigen，CEA）、细胞角蛋白片段 19（cytokeratin fragment，CYFRA21-1）、鳞状上皮细胞癌抗原（squamous cell carcinoma antigen，SCC）、神经元特异性烯醇化酶（neuron-specific enolase，NSE）、ctDNA 检测脑脊液中查找脱落肿瘤细胞[1-8]	促胃泌素释放肽前体（progastrinrelea sing peptide，ProGRP）、肌酸激酶 BB（creatine kinaseBB，CK-BB）、嗜铬蛋白 A（chromo-graninA，CgA）等	
乳腺癌	脑脊液及血清学的 CEA、CA153、CA125 等脑脊液中查找脱落肿瘤细胞	ctDNA 检测等[9, 10]	
消化道肿瘤	脑脊液及血清学的 CEA、CA199、CA724 等脑脊液中查找脱落肿瘤细胞	ctDNA 检测等	
黑色素瘤	脑脊液中查找脱落肿瘤细胞	NSE、ctDNA 检测等	

【注释】

腰椎穿刺及脑脊液检查对于脑转移患者的治疗前诊断、治疗期间的肿瘤标记物及脱落细胞学的监测、治疗上(如脑室及脑膜系统播散的患者进行鞘内注射化医疗)有一定作用。

腰椎穿刺的检查行脑脊液压力检测,收集脑脊液并完善脑脊液常规、生化及细胞学病理诊断检查脑转移尤其是软脑膜转移的患者可出现脑脊液压力增高、蛋白含量增高,如细胞学检查见癌细胞可明确诊断。

颅内压升高、有可疑脑疝的患者须避免进行腰椎穿刺术。

参考文献

[1] WANG P, PIAO Y, ZHANG X, et al. The concentration of CYFRA 21-1, NSE and CEA in cerebrospinal fluid can be useful indicators for diagnosis of meningeal carcinomatosis of lung cancer. Cancer Biomark, 2013, 13 (2): 123-130.

[2] HERRLINGER U, WIENDL H, RENNINGER M, et al. Vascular endothelial growth factor (VEGF) in leptomeningeal metastasis: diagnostic and prognostic value. Br J Cancer, 2004, 91 (2): 219-224.

[3] STOCKHAMMER G, POEWE W, BURGSTALLER S, et al. Vascular endothelial growth factor in CSF: a biological marker for carcinomatous meningitis. Neurology, 2000, 54 (8): 1670-1676.

[4] LI YS, JIANG BY, YANG JJ, et al. Unique genetic profiles from cerebrospinal fluid cell-free DNA

in leptomeningeal metastases of EGFR-mutant non-small-cell lung cancer: a new medium of liquid biopsy. Ann Oncol, 2018, 29 (4): 945-952.

[5] VANDEN BEMPT I, WAUTERS E, VANSTEENKISTE J. Genetic profiling of cell-free DNA from cerebrospinal fluid: opening the barrier to leptomeningeal metastasis in EGFR-mutant NSCLC. Ann Oncol, 2018, 29 (4): 789-791.

[6] MAGBANUA MJ, MELISKO M, ROY R, et al. Molecular profiling of tumor cells in cerebrospinal fluid and matched primary tumors from metastatic breast cancer patients with leptomeningeal carcino-matosis. Cancer Res, 2013, 73 (23): 7134-7143.

[7] MA C, YANG X, XING W, et al. Detection of circulating tumor DNA from non-small cell lung cancer brain metastasis in cerebrospinal fluid samples. Thorac Cancer, 2020, 11 (3): 588-593.

[8] WANG H, OU Q, LI D, et al. Genes associated with increased brain metastasis risk in non-small cell lung cancer: Comprehensive genomic profiling of 61 resected brain metastases versus primary non-small cell lung cancer (Guangdong Association Study of Thoracic Oncology 1036). Cancer, 2019, 125 (20): 3535-3544.

[9] RIEBENSAHM C, JOOSSE SA, MOHME M, et al. Clonality of circulating tumor cells in breast cancer brain metastasis patients. Breast Cancer Res, 2019, 21 (1): 101.

[10] BORAL D, VISHNOI M, LIU HN, et al. Molecular characterization of breast cancer CTCs associated with brain metastasis. Nat Commun, 2017, 8 (1): 196.

中枢神经系统转移性肿瘤的脑脊液及血清学检查

5 中枢神经系统转移性肿瘤的手术治疗

	I 级推荐	II 级推荐	III 级推荐
a. 手术目的	获取组织学诊断及分子诊断；缓解颅内压，降低脑疝风险；提高局控率		
b. 手术适应证	其他部位无法取得组织的脑转移瘤；脑内病灶影像学表现不典型；脑转移瘤导致颅内压增高，有脑疝倾向[1-3]		
c. 手术禁忌证	颅内压增高不明显，且对放疗及化疗等非手术治疗高度敏感的脑转移瘤；不能耐受手术	手术风险大，术后严重降低脑转移瘤患者生活质量	患者预期寿命短，脑转移瘤术后无有效辅助治疗手段
手术定位	CT 或 MRI 影像学资料、神经导航	术中超声[4] 术中荧光技术	
切除方式	整块切除（En bloc）[5, 6]		
脑功能保护		术中电生理监测 清醒开颅手术[7]	

注释 】

a 手术目的：①对于原发灶及其他部位转移灶无法取得组织的情况下，通过活检或切取脑转移灶，取得病理诊断及分子诊断，指导治疗；②对于同期发现或既往癌症病史患者，脑内病灶影像学表现与脑转移不相符或不典型，通过活检或切取脑内病灶，取得病变组织，明确诊断；③在化疗、靶向治疗或免疫治疗过程中，颅外病灶治疗有效，而脑转移病灶进展，通过活检或切取脑转移灶，进行分子特征分析，指导治疗；④对于颅内压明显增高，保守治疗无效，有脑疝倾向的脑转移瘤，通过切除脑转移病灶，迅速降低颅内压，延长寿命，改善生活质量，为其他治疗争取时间；⑤通过手术与术后辅助放疗和 / 或辅助化疗，提高脑转移瘤的局控率。

b 手术适应证

(1) 立体定向活检术：适用于原发灶及其他部位转移灶无法取得组织，或需要对脑转移灶进行分子诊断，用于指导治疗。包括：①脑转移灶位置深在，占位效应不明显；②脑转移瘤占位效应虽然较明显，但预估原发肿瘤病理类型对放化疗高度敏感，明确病理诊断后行后续治疗，转移灶有快速缩小的可能。

(2) 切除术：适用于局部占位效应明显的转移瘤。包括①对放化疗非高度敏感的单个脑转移病灶；或虽为多个转移灶，但位置邻近；②虽对放化疗高度敏感，但预估非手术治疗无法快速起效，治疗过程中有脑疝倾向的脑转移瘤；③脑转移灶手术可及，预估手术切除不会显著降低患者生活质量；④脑转移瘤卒中，颅内压明显增高，保守治疗效果欠佳。

（3）脑室外引流及脑室-腹腔分流术：①脑转移瘤造成梗阻性脑积水，颅内压增高，且无法通过手术切除转移瘤改善。此种情况下，对于放化疗高度敏感的脑转移瘤可采用行脑室外引流或脑室-腹腔分流术；对于放化疗非高度敏感的转移瘤建议采用脑室-腹腔分流术；②脑膜转移造成交通性脑积水，导致弥漫性颅内压增高者，建议行脑室-腹腔分流术。

c 手术禁忌证：①病情稳定，颅内压增高不明显，且对放疗及化疗等非手术治疗高度敏感的脑转移瘤；②全身情况差。心、肝、肺、肾、凝血功能不良，无法耐受麻醉，以及存在其他神经外科手术禁忌；③位于脑干、丘脑基底核区等深部脑组织，预估术后并发症发生率较大，严重降低脑转移瘤患者生活质量；④患者预期寿命短，脑转移瘤术后无有效辅助治疗手段。

d 手术方法

（1）病变定位技术：可根据 CT 或 MRI 影像学资料、神经导航、术中超声以及黄荧光技术对脑转移瘤进行解剖定位。

（2）脑功能保护：术中电生理监测及清醒开颅手术等措施能够最大限度避免手术造成的脑功能损害，对功能区脑转移瘤的切除具有重要价值。

（3）手术入路：选取距离短，脑功能影响小的路径进入。①经颅内自然间隙进入，可通过分离脑沟、侧裂、纵裂、小脑幕下、额底及颞底等自然间隙到达脑转移瘤进行切除；②经皮层入路，对位于非功能区，位置表浅的脑转移瘤，可切除肿瘤表面薄层脑组织，暴露肿瘤组织。对于位于功能区的脑转移瘤，应根据术前功能磁共振（如 DTI 及 BOLD 等）、术中电生理监测（如中央沟定位等）及术中电刺激等方式确定功能区的位置，入路设计时，选择避开功能区的最短路径进行切除。

（4）无瘤原则。脑转移瘤切除过程中，应遵循无瘤原则。①连续整块切除：对于体积较小的脑转移瘤，应充分暴露肿瘤主体，沿肿瘤周边水肿带完整切除，避免分块切除。对位于功能区的转移瘤，应紧贴肿瘤边界切除。对位于非功能区的转移瘤，可适当扩大范围切除。②不接触的隔离技术（no-touch isolation technique）：脑转移瘤切除过程中，应使用棉片保护脑组织，充分与肿瘤组织隔离。对于需要分块切除、体积较大脑转移瘤，分块切除过程中尽量不使用超声吸引及大量液体冲洗，避免医源性肿瘤扩散种植。分块切除脑肿瘤后，更换吸引器头、双极电凝、镊子等手术器械以及覆盖术野之棉片。

（5）原位复发脑转移瘤的再次手术。对于原位复发的脑转移瘤，应分析复发的原因及复发的时间间隔；评估患者全身情况、可否行非手术治疗、再次手术后是否有相应辅助治疗手段，以及再次手术的风险与获益，再行决定。

参考文献

[1] EWEND MG, MORRIS DE, CAREY LA, et al. Guidelines for the initial management of metastatic brain tumors: role of surgery, radiosurgery, and radiation therapy. J Natl Compr Canc Netw, 2008, 6 (5): 505-513.

[2] PATCHELL RA, TIBBS PA, WALSH JW, et al. A randomized trial of surgery in the treatment of single

metastases to the brain. N Engl J Med, 1990, 322 (8): 494-500.

[3] DASGUPTA A, CO J, WINTER J, et al. Clinicopathologic and treatment features of long-term surviving brain metastasis patients. Curr Oncol, 2021, 28 (1): 549-559.

[4] DI SOMMA A, NARROS GIMENEZ JL, ALMARCHA BETHENCOURT JM, et al. Neuroendoscopic intraoperative ultrasound-guided technique for biopsy of paraventricular tumors. World Neurosurg, 2019, 122: 441-450.

[5] AHN JH, LEE SH, KIM S, et al. Risk for leptomeningeal seeding after resection for brain metastases: implication of tumor location with mode of resection. J Neurosurg, 2012, 116 (5): 984-993.

[6] SUKI D, HATIBOGLU MA, PATEL AJ, et al. Comparative risk of leptomeningeal dissemination of cancer after surgery or stereotactic radiosurgery for a single supratentorial solid tumor metastasis. Neurosurgery, 2009, 64 (4): 664-674.

[7] PELLETIER JB, MOIRAGHI A, ZANELLO M, et al. Is function-based resection using intraoperative awake brain mapping feasible and safe for solitary brain metastases within eloquent areas ? Neurosurg Rev (2021-03-04)[2021-7-16] https://link. springer. com/article/10. 1007/s10143-021-01504-6

6 中枢神经系统转移性肿瘤的放射治疗

	分层 1	分层 2	分层 3	分层 4	I 级推荐	II 级推荐	III 级推荐
脑转移瘤	预期寿命 ≥ 3 个月	单发	>3~4cm	易切除	WBRT+ 手术[1-6]（1A 类）		手术 +SRS/ 瘤床推量[7-22]（2B 类）
				不易切除			WBRT[23-25]（2B 类）
			≤ 3~4cm	易切除	SRS[4, 26]（1A 类）/ WBRT+SRS[27, 28]（1A 类）/WBRT+ 手术[1-6]（1A 类）		
				未手术/术后残留	WBRT+SRS[27, 28]（1A 类）/SRS[4, 26]（1A 类）		
		多发	所有病灶均≤ 3~4cm		SRS[4, 26]（1A 类）/ WBRT+SRS[27, 28]（1A 类）/WBRT[23, 24]（2A 类）		手术 +WBRT[29]/ WBRT[23, 24]（2B 类）

中枢神经系统转移性肿瘤的放射治疗（续表）

	分层1	分层2	分层3	分层4	I级推荐	II级推荐	III级推荐
脑转移瘤	预期寿命<3个月	无论单发多发					姑息治疗[23, 24]（2B类）/姑息治疗+WBRT[23, 24]（2B类）

注：WBRT，whole brain radiotherapy 全脑放疗；SRS，stereotactic radiosurgery 立体定向放射治疗。

【注释】

立体定向放射治疗（stereotactic radiotherapy，SRT）：脑转移的 SRT 治疗主要包括立体定向放射外科（stereotactic radiosurgery，SRS）、分次立体定向放射治疗（fractionated stereotactic radiotherapy，FSRT）和大分割立体定向放射治疗（hypofractionated stereotactic radiotherapy，HSRT）。数十年来，WBRT 广泛应用于脑转移瘤患者的治疗，但会给他们造成不同程度的认知功能损害[30]。基于此，医生们的观念在过去十年发生了很大的改变：对1~4个新诊断且一般情况良好的脑转移瘤患者，SRS 比 WBRT 更有优势，在 OS 无明显差异的情况下，不增加患者的神经认知毒性[31, 32]。SRS 给予脑转移病灶精准及高剂量的照射，对周围正常组织的伤害极小[33]，所以局限性脑转移瘤首选SRS[34, 35]。目前，SRS 的主要适应证[35]：①单发直径4~5cm 以下的转移瘤（小细胞肺癌除外）的初始治疗；②≤ 4 个转移灶的初始治疗；③ WBRT 失败后的挽救治疗；④颅内转移灶切除术后的辅助治疗；⑤既往接受 SRS 治疗的患者疗效持续时间超过 6 个月，且影像学认为肿瘤复发而不是坏死，可再次考虑 SRS；⑥局限的脑膜转移灶 WBRT 基础上的局部加量治疗；⑦多发性脑转移（均小于 3~4cm）且预后良好（预期生存期 ≥ 3 个月）的特定患者[31]。虽然有两项研究将适用于 SRS 的脑转移瘤病灶个数扩大到 ≤ 10 个[36]，甚至 ≤ 15 个[33]，但也有学者建议不应仅以脑转移瘤数量来决定使用 SRS 或者 WBRT，而根据脑转移瘤的总累积体积 $>12cm^3$ 或 $13cm^3$ 时作为参考标准[37, 38]。

术后 WBRT 可提高颅内局部控制率，总生存率与 SRS 无明显差别。但在保护认知功能方面，术后 SRS 优于 WBRT[39, 40]。手术会影响术后瘤床靶区勾画的准确性，所以术后 SRS 更容易局部失败、软脑膜播散和放射性坏死。为了避免这些影响，术前 SRS 也开始被探索与手术联合治疗脑转移。但目前尚处于研究阶段，需要更多、更高质量的研究来证实其疗效。

单次 SRS 不能治疗直径 >2cm 的脑转移瘤[41, 42]，通常会选择 FSRT[34]。FSRT 常规分割 2~5 次，主要适应证：①脑转移灶较大（直径 >2 cm）；②既往 SRS 后复发的患者；③术后肿瘤残留的患者；④病灶毗邻重要结构的患者[43]。根据肿瘤体积推荐 15~24Gy 的最大边际剂量[33, 36, 44, 45]，推荐的分割方案包括 16~20Gy/1F、27Gy/3F、30Gy/5F[34]。

6.1 脑转移瘤全脑放疗

	分层		I 级推荐	II 级推荐	III 级推荐
SRS 和手术不可行或不适用的脑转移瘤	KPS ≥ 60%	预期寿命 <4 个月	HA-WBRT：30Gy/10F（首选）（2A）或 37.5Gy/15F	WBRT：30Gy/10F（首选）（2A）或 37.5Gy/15F	
		预期寿命 ≥ 4 个月	HA-WBRT+ 美金刚辅助治疗 6 个月 HA-WBRT：30Gy/10F（首选）（2A）或 37.5Gy/15F		
	KPS<60%	伴颅内症状	WBRT：20Gy/5F		
		无颅内症状	系统性全身治疗或最佳支持治疗		

注：除非特殊标注，上述证据类别均为 1 类；SRS，立体定向放射外科；WBRT，全脑放疗；HA-WBRT，海马回避全脑放疗。

【注释】

过去，全脑放疗（WBRT）是脑转移瘤的主要治疗方法。近几十年里，越来越多的证据显示在局限性、预后良好的脑转移瘤中，SRS 相比 WBRT 对认知功能具有更好的保护作用，WBRT 的适用范围逐渐缩小。WBRT 在脑转移瘤中的主要适应证是在 SRS 和手术不可行或不适用的情况下使用（如多发脑转移瘤）。WBRT 的标准剂量是 30Gy/10F 或 37.5Gy/15F。NCCTG N107C Ⅲ期临床试验事后分析结果显示：长疗程 WBRT（37.5Gy/15F）对比短疗程（30Gy/10F）未能降低认知损伤风险、提高肿瘤控制率、延长生存时间。相反，随着 WBRT 时程延长，发生不良事件的机会增加。对于接受WBRT 的脑转移患者，30Gy/10F 仍然是当前首选的放疗分割方案[46]。当患者一般情况欠佳，预后较差，无法耐受标准剂量，也可考虑大分割短疗程放疗（20Gy/5F）用于缓解症状[47]。WBRT 可治疗已知和肉眼看不见的病灶，但全脑受照，预后较好的患者会出现明显的认知功能恶化、听力损伤等晚期毒性[48-50]。考虑到 WBRT 对认知功能损伤等影响，开展了包括延迟 WBRT、神经功能保护剂、海马解剖回避策略保护脑转移瘤患者认知功能的一系列研究。

一项Ⅲ期临床试验评估手术或 SRS 局部治疗后辅助 WBRT 在恶性黑色素瘤脑转移患者中减少新转移灶方面的价值[30]。215 例黑色素瘤患者具有 1~3 个脑转移病灶，手术或 SRS 局部治疗后随机接受 WBRT 或观察。虽然 WBRT 组的局部复发率较低（20.0% vs 33.6%，P=0.03），但 WBRT 组和观察组 12 个月颅内新病灶发生率（42% vs 50.5%，OR 0.71；95% CI 0.41~1.23；P=0.22）、1 年OS（52.0% vs 57.9%，P=0.39）均无显著差异。而 WBRT 组患者头 2~4 个月内 1~2 级毒性反应，如厌食、恶心、脱发、皮炎、乏力、疼痛等更为常见。III 期随机对照临床试验 EORTC 22952 评估辅助 WBRT（30Gy/10F）是否延长脑转移瘤患者术后或 SRS 后功能独立性的持续时间[4]。结果显示对比观察组（n=180），辅助 WBRT 组（n=179）具有较好的颅内控制率和较少的颅内进展相关死亡事件，但辅助 WBRT 未能改善认知功能独立的持续时间和总生存期。EORTC 22952 临床试验的二次分析，颅外疾病控制良好和 GPA 预后评分良好（2.5~4 分）患者的亚组也显示相同的结果[51]。此外，多个随机对照研究评估了 SRS 联合 WBRT 的疗效[4, 26, 27, 44, 48]。2018 年 Cochrane 对既往随机对照临床试验进行 meta 分析，结果显示 SRS 联合 WBRT 改善了颅内局控，减少颅内新发病灶，但未能改善总生存期，而且与单独接受 SRS 的患者相比，接受 SRS+WBRT 的患者学习和记忆功能下降的可能性更大[50]。总之，对于接受手术或 SRS 治疗的脑转移瘤患者，联合 WBRT 增加认知功能和生活质量毒性，且缺乏 OS 获益。推荐 1~3 个脑转移瘤的患者首选手术或 SRS 治疗，延迟 WBRT。

美金刚是一个经 FDA 批准用于治疗阿尔茨海默病和脑血管性痴呆的药物。辐射致脑损伤的机制与血管性痴呆所见的小血管疾病相似。RTOG 0614 评估接受 WBRT 的脑转移瘤患者（n=554），同期及辅助美金刚对比安慰剂对认知功能的保护作用，结果显示美金刚推迟了接受 WBRT 患者出现认知功能损伤的时间（HR 0.78，95% CI 0.62~0.99；P=0.01），美金刚组和安慰剂组 24 周认知功能损伤发生率分别为 54% 和 65%[52]。对比安慰剂，美金刚组 8 周和 16 周执行能力、24 周反应速度和延迟识别的结果更好。而且美金刚耐受性良好，毒性反应发生率、治疗依从性与安慰剂相似。但即使使用美金刚，50% 的患者仍然在 6 个月内发生明显的认知损伤。RTOG-0933 单臂 II 期临床试验，通过历史对照评估海马解剖回避策略对认知功能的保护作用（n=113），该研究认为海马解剖回避，减少海马神经干细胞受照剂量，HVLT-R DR 从基线到 4 个月平均下降 7.0%，显著低于历史水平（WBRT：30%）（$P<0.001$），表明回避海马区域的 WBRT（HA-WBRT）可有效保护记忆力[53]。2015 年至 2018 年间，中国台湾地区开展了一项单盲 II 期随机对照临床试验，评估 HA-WBRT 对神经认知功能的保护作用，共招募受试者 65 例，随机分配到 HA-WBRT 组（$n=33$）和 WBRT 组（$n=32$）。相比 WBRT 组，HA-WBRT 组的 6 个月 HVLT-R 回忆总分变化具有获益趋势（$P=0.079$），HA-WBRT 组 HVLT-R 识别指数（$P=0.019$）和记忆得分（$P=0.020$）的变化显著优于 WBRT 组。两组患者的颅内无进展生存和总生存率无显著差异。HA-WBRT 患者在记忆方面表现更好，而在语言流利性和执行功能方面无显著改善[14] 同时期的另一项研究，NRG-CC001 III 期临床试验评估了 WBRT 联合美金刚 ± 海马保护对认知功能的影响[54]。HA-WBRT+ 美金刚组与 WBRT+ 美金刚组相比，认知功能损伤风险显著降低（HR：0.74；95% CI，0.58~0.95；$P=0.02$），获益于 4 个月执行能力恶化发生率降低（23.3% vs 40.4%；$P=0.01$），6 个月时学习（11.5% vs 24.7%，$P=0.049$）及记忆功能（16.4% vs 33.3%，P=0.02）减退减少。HA-WBRT+ 美金刚组患者报告相关症状如乏力、语言障碍等明显减少。两组总生存、无疾病进展生存及毒性反应无显著差异。因此，对于预期寿命 >4 个月，且海马或邻近区域不受累的患者，推荐 WBRT 时回避海马区照射，放疗开始后的 6 个月可考虑联合美金刚以减少晚期认知功能衰退。HA-WBRT 的海马区剂量限制目前尚无统一标准，可以参考 NRG-CC001 临床试验，双侧海马 $D_{100\%} \le 9Gy$，双侧海马 $D_{max} \le 16\ Gy$[55]。美金刚在放疗同时及放疗结束后继续使用，共 6 个月。短效疗法：第 1 周，5mg，每日 1 次，晨服；第 2 周，5mg，每日 2 次，早晚各 1 次；第 3 周，晨服 10mg，晚服 5mg，每日 2 次；第 4~24 周，10mg，每日 2 次，早晚各 1 次。长效疗法：第 1 周，7mg，每日 1 次；第 2 周，14mg，每日 1 次；第 3 周，21mg，每日 1 次；第 4~24 周，28mg，每日 1 次。对于预后不良的患者，最佳的脑转移瘤治疗策略是高度个体化治疗，包括最佳支持治疗、WBRT、SRS，鼓励符合条件的患者参加药物临床试验。2016 年 QUARTZ 非劣效、随机对照 III 期临床试验，纳入非小细胞肺癌（NSCLC）脑转移瘤的患者，因年龄、一般情况、广泛的全身疾病而不适合手术或 SRS，对比 WBRT（n=269）与最佳支持治疗（n=269），结果显示两组患者总生存（HR：1.06，95% CI 0.90~1.26）、生活质量（平均 QALYs 差值为 4.7d，90% CI 12.7~3.3）以及地塞米松的用量无显著差异，表明这一人群从 WBRT 中获益微乎其微[47]。推荐一般情况差，无法耐受标准剂量 WBRT 的患者首选最佳支持治疗，WBRT 仅用于对症支持治疗。

未来临床试验的神经认知功能客观评价测试量表可包括 Hopkins Verbal Learning Tests（HVLT）、Controlled Oral Word Association Test（COWAT）、Grooved Pegboard test、Trail Making Tests Parts A 和 Trail Making Tests B[43]。

6.2 脑膜转移瘤放疗

分层	I 级推荐	II 级推荐	III 级推荐
I/IIA 型			WBRT 可选 同时伴脑实质转移瘤患者，推荐 WBRT
I/IIB 型			局部放疗可选
I/IIC 型			局部放疗或 / 和 WBRT 可选 同时伴脑实质转移瘤患者，推荐 WBRT，或局部联合 WBRT

注：除非特殊标注，上述证据类别均为 3 类。

【注释】

a 上述建议仅用于解决实体瘤来源的脑膜转移瘤，不包括颅内原发肿瘤、淋巴瘤、白血病来源的脑膜转移瘤。

b 目前，尚无随机临床试验评估放疗在脑膜转移瘤中的疗效和耐受性。局部分次放疗（如累及野放疗）、立体定向放疗或立体定向放射外科，可用于治疗结节性病灶和大脑 / 脊髓有症状的部位。在特殊情况下，即使没有相应的 MRI 表现，在排除其他原因后，也可以对马尾神经综合征或颅神经麻痹的患者进行局部放疗。存在颅神经病变的情况下，放疗靶区应包括颅底、椎间池和第一、二颈椎。马尾神经综合征的靶区应包括腰骶椎[56]。累及野放疗剂量可参考前瞻性 II 期临床试验：颅脑及腰椎以上病灶给予 40Gy/20F，第一腰椎及以下病灶给予 40Gy/20F 或 50Gy/20F[57, 58]。

c 尽管，在脑膜转移瘤患者的回顾性研究中没有观察到 WBRT 与生存的相关性[59]。有症状的广泛结节性或线样改变脑膜转移瘤同时存在脑实质转移的患者可考虑 WBRT 对症治疗，剂量参考本指南全脑放疗部分。

d I D 型脑膜转移瘤患者目前不推荐放疗。

e 由于放疗导致的骨髓毒性、肠炎、黏膜炎以及同时存在全身多发转移等因素，成人实体瘤脑膜转移很少选择全脑全脊髓放疗。如特殊情况下必须使用该治疗方案，应避免全脑全脊髓放疗与全身治疗或鞘内化疗同时进行，以避免严重的毒性反应。

LM 诊断标准		分型	细胞学	MRI	明确诊断	很可能[a]	可能[a]	
I 型	细胞学或活检确诊	I A	（+）	线性	是	NA	NA	
		I B	（+）	结节型	是	NA	NA	
		I C	（+）	线性＋结节型	是	NA	NA	
		I D	（+）	正常	是	NA	NA	
II 型	临床或影像学诊断	II A	（−）或可疑	线性	NA	典型临床表现	无典型临床表现	
		II B	（−）或可疑	结节型	NA	典型临床表现	无典型临床表现	

脑膜转移瘤放疗（续表）

LM 诊断标准		分型	细胞学	MRI	明确诊断	很可能 [a]	可能 [a]	
Ⅱ型		ⅡC	（-）或可疑	线性 + 结节型	NA	典型临床表现	无典型临床表现	
		ⅡD	（-）或可疑	正常	NA	NA	典型临床表现	

[a] 必须有肿瘤病史

f 未来临床试验中可进一步探索放射性同位素或放射性标记的单克隆抗体鞘内治疗的作用。

6.3 脑转移瘤放疗结合靶向治疗

内容	I 级推荐	II 级推荐	III 级推荐
RT 联合靶向治疗	–	–	推荐明确分子突变状态，在选择合适的靶向药物基础上联合 RT
联合时序	–	–	推荐早期联合 RT；对于颅外无转移患者，RT 方式优选 SRS 或 SRT

【注释】

越来越多的临床研究显示，靶向药物能够部分透过血脑屏障，颅内治疗有效[60, 61]。对于不同原发来源的脑转移瘤，根据分子突变情况选择合适的靶向治疗药物能够改善脑转移瘤的局部控制和预后[62]。

临床前研究认为放疗与靶向药物具有协同抗肿瘤作用，但目前临床研究数据并不完全一致，尚缺乏高质量证据得出明确结论[63, 64]。一系列回顾性及 II 期临床研究[65-67]均提示放疗联合表皮生长因子受体酪氨酸激酶抑制剂（EGFR-TKIs）能提高 *EGFR* 突变型 NSCLC-BM 患者的疗效。264 例接受伽马刀的 NSCLC-BM 患者，*EGFR* 突变型和野生型 2 年局控分别为 75.0% 和 24.5%，*EGFR* 突变型的颅内反应率是野生型的 3 倍，放疗联合 TKI 是 OS 的重要预测因素[65]。纳入 24 项研究 2 810 例脑转移患者的 Meta 分析[68]也提示，RT+EGFR-TKIs 具有更高的 ORR、DCR 以及更长的 iPFS 和 OS。然而，RTOG 0320 认为放疗联合替莫唑胺或厄罗替尼并没有改善生存，但该研究并未明确入组患者的 *EGFR* 突变状态，无法得出有效结论[69]。一项Ⅲ期随机研究中 *EGFR* 突变的患者亚组，WBRT 联合 TKIs 组的 iPFS（14.6 个月 vs 12.8 个月；P=0.164）、PFS（8.8 vs 6.4 个月；P=0.702）和 OS（17.5 个月 vs 16.9 个月；P=0.221）均优于 WBRT 组，优势没有统计学意义[70]。但该研究 *EGFR* 突变的亚组是入组后分析，并未进行有计划随机。对于明确 EGFR 突变状态的患者，联合治疗的优势似乎更明显。一项研究筛选了 1 384 例 NSCLC-BM 患者，在 141 例发现 EGFR 突变患者中，WBRT+TKIs 组和单用 TKIs 组的中位 OS 分别为 14.3 个月和 2.3 个月，1 年 OS 分别为 81.9% 和 59.6%（P=0.002）[71]。来自 6 个中心的 351 例 EGFR 突变的 NSCLC-BM 患者[72]，分别接受先 SRS 后 EGFR-TKI（n=100），先 WBRT 后 EGFR-TKI（n=120），或者先 EGFR-TKI 进展后再行 SRS/WBRT（n=131）；3 组的中位 OS 分别为 46，30 和 25 个月（P <0.001），多因素分析发现 EGFR 第 19 号外显子突变，和颅外无转移与良好预后明显相关。该研究提示对于 *EGFR* 突变的脑转移患者早期使用 SRS 联合 TKI 能带来更大的生存获益，分子突变状态和有无颅外转移对于预后的影响最大。

对于其他瘤种，放疗与靶向的联合也显示出良好的生存优势和安全性，但仍需前瞻性的Ⅲ期研究提供高级别证据。一项涉及 80 例黑色素瘤脑转移（MBMs）患者的前瞻性研究[73]表明，SRS 联合 BRAF 抑制剂治疗 BARF 突变患者能够明显改善 OS。另一项研究回顾 182 例恶黑脑转移患者接受 GKRS 联合靶向或免疫治疗，生存及远程控制明显受益，安全性也可耐受[74]。Kim 等[75]入组了 84 例乳腺癌脑转移患者同样发现，拉帕替尼同步 SRS 组较单用 SRS 组 CR 率更高（35% vs 11%，$P=0.008$）且并不增加 2 级以上放射性脑坏死的发生（1.0% vs 3.5%，$P=0.27$），拉帕替尼组对颅内进展并没有改善（48% vs 49%，$P=0.91$）。但在接受 WBRT 的乳腺癌 BM 患者中[76, 77]，拉帕替尼的应答率仅为 18%~38%。

靶向治疗联合颅脑放疗是否可获益、最佳联合时序，仍存在争议，可能与入组人群选择、治疗方案不同有关，建议结合基因表达状态、组织学和临床数据（尤其是体能状态评分、其他颅外转移病灶情况和脑转移数目等）区分获益人群，并选择合适时机进行联合治疗。基于现有证据，对于驱动基因阴性的患者，暂不考虑联合靶向治疗，可参照上述脑转移瘤放疗指南选择最佳治疗方式；而驱动基因阳性的患者推荐在靶向治疗的基础上尽早联用颅脑放疗，尤其是颅外无转移的患者推荐采用 SRS 或 SRT。脑转移瘤体积越小时，采用 SRS 能获得更好的局部控制和对周围脑组织较小的损伤。

6.4 脑转移瘤放疗结合免疫治疗

内容	Ⅰ级推荐	Ⅱ级推荐	Ⅲ级推荐
ICIs+RT	–	–	推荐 RT 联合 ICIs，RT 方式以 SRS 为主
联合时机	–	–	推荐 SRS 治疗前后 1 月或 3 个月内同步联合 ICIs
毒性	–	–	RT 联用 ICIs 安全性可，并不增加 RN 等放疗相关毒性

【注释】

免疫检查点抑制剂（immune checkpoint inhibitors，ICIs）给肺癌、恶性黑色素瘤等实体瘤带来了革命性改变。尽管缺乏明确的药代 / 效动力学试验，仍有研究表明 ICIs 具有潜在的颅内活性。越来越多的研究认为，ICIs 能够改善脑转移瘤患者的预后，且耐受性可 [78, 79]。

单独应用 ICIs 治疗脑转移瘤有效率欠佳，近期的基础和转化研究均认为，放疗联合 ICIs 不仅具有协同抗肿瘤作用且安全性好。联合治疗时，放疗多为 SRS，也有少数研究采用 SRT、大分割放疗（hypofractionated radiotherapy，hRT）和 WBRT。研究涉及的 ICIs 主要包括纳武利尤单抗（Nivolumab）、帕博利珠单抗（Pembrolizumab）、阿替利珠单抗（Atezolizumab）、德瓦鲁单抗（Durvalumab）等。Kotecha 等[80]入组了 150 例脑转移患者（包含 1 003 个转移灶）发现接受 SRS 同步联用 ICIs 组比单用 SRS 组的客观缓解更高和缓解持续时间更长，亚组分析认为 SRS 前后 1 个 ICIs 半衰期内联合的效果最好（BOR：–100% vs. –57%，CR：50% vs. 32%，12 月 DCR：94% vs. 71%，$P<0.001$）。因此，许多研究把同步治疗定义为 ICIs 前后 1 个月内接受放疗[81]；也有部分研究认为放疗前后 3 个月内联用 ICIs 即为同步治疗。Enright 等[82]比较了 77 例 NSCLC 脑转移患者接受 SRS 和 SRS 治疗前后 3 个月内同步使用 ICIs，发现同步治疗组颅内进展和神经毒性相关死亡率更低，2 年的 OS（62% vs 35%，$P=0.023$）以及局部控制率更佳（97% vs 86%，$P=0.046$）。另一项病例配对研究也提示，SRS 前后 3 个月内接受 ICIs 治疗的患者较仅接受 SRS 的患者，虽然 OS 和颅内 PFS 上无差异，但是颅内 CR 率更高（50% vs 15.6%，$P=0.012$），且肿瘤退缩更快（2.5 个月 vs 3.1 个月，$P< 0.000\ 1$），两组瘤周水肿发生率无明显差异[83]。Qian 等[84]的研究认为，ICIs 同步联用 RT 对比在 ICIs 使用的 90d 内联合 RT，前者应答率更高（70% vs 47%；$P < 0.001$），疾病进展率也更低（5% vs 26%；$P<0.001$）。此外，RT 与 ICIs 联合应用的时序也仍不确定。Srivastava 等[85]研究发现接受同步 ICIs 或先 ICIs 后 SRS 的 NSCLC 脑转移患者与先 SRS 后 ICIs 患者 OS 差别不大，但接受同步 ICIs 或先 ICIs 后 SRS 组的 LC 和大脑控制率（distant brain control，DBC）更高（1 年 LC：100% vs. 52%，$P=0.02$；1 年 DBC：70% vs. 28%，$P=0.01$；HR=0.41，$P=0.03$）。Ahmed 等[86]研究显示，先 ICIs 后放疗比放疗同期或之后行 ICIs 治疗的 OS（$P=0.06$）和颅内控制率（distant brain control，DBC）都更差（6 个月 DBC：57% vs. 0，$P=0.05$）。

目前多数研究表明放疗联合 ICIs 治疗脑转移瘤的安全性良好[6, 7]。放射性坏死（radiation necrosis, RN）、瘤内出血、瘤周水肿等放疗相关毒性与是否联合 ICIs 及联合的时机无明显关系。Kotecha 等[80] 的研究中 1 003 处脑转移灶接受 RT 联合 ICIs，1 年 RN 累积发生率仅为 3.5%，其中仅 7 例患者出现 SRN，且无需手术切除。另一项研究也证实，242 例接受 SRS 及 ICIs 的患者，治疗相关不良反应较 SRS 组并未增加，3~4 级不良反应发生率分别为 7% 和 6%[87]。

虽然缺乏前瞻性高质量证据明确放疗联合免疫的最佳时机、联合时序以及协同作用机制，但现有数据认为 ICIs 联合 RT 治疗脑转移瘤可以提高疗效，改善生存且不明显增加放疗相关毒性，具有颅内放疗指征的患者可联合 ICIs。在不同联合时机上，RT 同步 ICIs 似乎是最优选择，RT 分割方式上优选大分割放疗，不建议在没有明确证据的情况下降低放疗剂量。

参考文献

[1] NOORDIJK EM, VECHT CJ, HAAXMA-REICHE H, et al. The choice of treatment of single brain metastasis should be based on extracranial tumor activity and age. Int J Radiat Oncol Biol Phys, 1994, 29 (4): 711-717.

[2] VECHT CJ, HAAXMA-REICHE H, NOORDIJK EM, et al. Treatment of single brain metasta-sis: radiotherapy alone or combined with neurosurgery ? Ann Neurol, 1993, 33 (6): 583-590.

[3] PATCHELL RA, TIBBS PA, REGINE WF, et al. Postoperative radiotherapy in the treatment of single metastases to the brain: a randomized trial. JAMA, 1998, 280 (17): 1485-1489.

[4] KOCHER M, SOFFIETTI R, ABACIOGLU U, et al. Adjuvant whole-brain radiotherapy versus observation after radiosurgery or surgical resection of one to three cerebral metastases: results of the EORTC 22952-26001 study. J Clin Oncol, 2011, 29 (2): 134-141.

[5] MINTZ AH, KESTLE J, RATHBONE MP, et al. A randomized trial to assess the efficacy of surgery in addition to radiotherapy in patients with a single cerebral metastasis. Cancer, 1996, 78 (7): 1470-1476.

[6] PATCHELL RA, TIBBS PA, WALSH JW, et al. A randomized trial of surgery in the treatment of single metastases to the brain. N Engl J Med, 1990, 322 (8): 494-500.

[7] ROBERGE D, PETRECCA K, EL REFAE M, et al. Whole-brain radiotherapy and tumor bed radiosurgery following resection of solitary brain metastases. J Neurooncol, 2009, 95 (1): 95-99.

[8] SOLTYS S G, ADLER J R, LIPANI J D, et al. Stereotactic radiosurgery of the postoperative resection cavity for brain metastases. International journal of radiation oncology, biology, physics, 2008, 70 (1): 187-193.

[9] JAGANNATHAN J, YEN CP, RAY DK, et al. Gamma Knife radiosurgery to the surgical cavity following resection of brain metastases. J Neurosurg, 2009, 111 (3): 431-438.

[10] DO L, PEZNER R, RADANY E, et al. Resection followed by stereotactic radiosurgery to resection cavity for intracranial metastases. Int J Radiat Oncol Biol Phys, 2009, 73 (2): 486-491.

[11] QUIGLEY MR, FUHRER R, KARLOVITS S, et al. Single session stereotactic radiosurgery boost to the post-operative site in lieu of whole brain radiation in metastatic brain disease. J Neurooncol, 2008, 87 (3): 327-332.

[12] MATHIEU D, KONDZIOLKA D, FLICKINGER JC, et al. Tumor bed radiosurgery after resection of cerebral metastases. Neurosurgery, 2008, 62 (4): 817-823; discussion 823-824.

[13] BAHL G, WHITE G, ALKSNE J, et al. Focal radiation therapy of brain metastases after complete surgical resection. Med Oncol, 2006, 23 (3): 317-324.

[14] YANG W C, CHEN Y F, YANG C C, et al. Hippocampal Avoidance Whole-brain Radiotherapy without Memantine in Preserving Neurocognitive Function for Brain Metastases: A Phase II Blinded Randomized Trial [J]. Neuro Oncol. 2021; Mar 25; 23 (3): 478-486

[15] TOLENTINO PJ. Brain metastases secondary to breast cancer: treatment with surgical resection and stereotactic radiosurgery. Mo Med, 2009, 106 (6): 428-431.

[16] KARLOVITS BJ, QUIGLEY MR, KARLOVITS SM, et al. Stereotactic radiosurgery boost to the resection bed for oligometastatic brain disease: challenging the tradition of adjuvant whole-brain radiotherapy. Neurosurg Focus, 2009, 27 (6): E7.

[17] LINDVALL P, BERGSTRÖM P, LÖFROTH PO, et al. A comparison between surgical resection in combination with WBRT or hypofractionated stereotactic irradiation in the treatment of solitary brain metastases. Acta Neurochir (Wien), 2009, 151 (9): 1053-1059.

[18] LIMBRICK DD Jr, LUSIS EA, CHICOINE MR, et al. Combined surgical resection and stereotactic radiosurgery for treatment of cerebral metastases. Surg Neurol, 2009, 71 (3): 280-288, disucssion 288-289.

[19] IWAI Y, YAMANAKA K, YASUI T. Boost radiosurgery for treatment of brain metastases after surgical resections. Surg Neurol, 2008, 69 (2): 181-186; discussion 186.

[20] IWADATE Y, NAMBA H, YAMAURA A. Whole-brain radiation therapy is not beneficial as an adjuvant therapy for brain metastases compared with localized irradiation. Anticancer Res, 2002, 22 (1A): 325-330.

[21] COUCKE PA, ZOUHAIR A, OZSAHIN M, et al. Focalized external radiotherapy for resected solitary brain metastasis: does the dogma stand ? Radiother Oncol, 1998, 47 (1): 99-101.

[22] ROBERGE D, SOUHAMI L. Tumor bed radiosurgery following resection of brain metastases: a review. Technol Cancer Res Treat, 2010, 9 (6): 597-602.

[23] HORTON J, BAXTER DH, OLSON KB. The management of metastases to the brain by irradiation and corticosteroids. Am J Roentgenol Radium Ther Nucl Med, 1971, 111 (2): 334-336.

[24] KOMOSINSKA K, KEPKA L, NIWINSKA A, et al. Prospective evaluation of the palliative effect of whole-brain radiotherapy in patients with brain metastases and poor performance status. Acta Oncol, 2010, 49 (3): 382-388.

[25] CAMPOS S, DAVEY P, HIRD A, et al. Brain metastasis from an unknown primary, or primary brain

tumour？A diagnostic dilemma. Curr Oncol, 2009, 16 (1): 62-66.

[26] CHANG EL, WEFEL JS, HESS KR, et al. Neurocognition in patients with brain metastases treated with radiosurgery or radiosurgery plus whole-brain irradiation: a randomised controlled trial. Lancet Oncol, 2009, 10 (11): 1037-1044.

[27] ANDREWS DW, SCOTT CB, SPERDUTO PW, et al. Whole brain radiation therapy with or without stereotactic radiosurgery boost for patients with one to three brain metastases: phase Ⅲ results of the RTOG 9508 randomised trial. Lancet, 2004, 363 (9422): 1665-1672.

[28] KONDZIOLKA D, PATEL A, LUNSFORD LD, et al. Stereotactic radiosurgery plus whole brain radiotherapy versus radiotherapy alone for patients with multiple brain metastases. Int J Radiat Oncol Biol Phys, 1999, 45 (2): 427-434.

[29] BINDAL RK, SAWAYA R, LEAVENS ME, et al. Surgical treatment of multiple brain metastases. J Neurosurg, 1993, 79 (2): 210-216.

[30] HONG AM, FOGARTY GB, DOLVEN-JACOBSEN K, et al. Adjuvant whole-brain radiation therapy compared with observation after local treatment of melanoma brain Metastases: a multicenter, randomized phase Ⅲ trial. J Clin Oncol, 2019, 37 (33): 3132-3141.

[31] TSAO MN, RADES D, WIRTH A, et al. Radiotherapeutic and surgical management for newly diagnosed brain metastasis (es): An American Society for Radiation Oncology evidence-based guideline. Pract Radiat Oncol, 2012, 2 (3): 210-225.

中枢神经系统转移性肿瘤的放射治疗

[32] CHAO ST, DE SALLES A, HAYASHI M, et al. Stereotactic Radiosurgery in the Management of Limited (1-4) Brain Metasteses: Systematic Review and International Stereotactic Radiosurgery Society Practice Guideline. Neurosurgery, 2018, 83 (3): 345-353.

[33] HUGHES RT, MASTERS AH, MCTYRE ER, et al. Initial SRS for Patients With 5 to 15 Brain Metastases: Results of a Multi-Institutional Experience. Int J Radiat Oncol Biol Phys, 2019, 104 (5): 1091-1098.

[34] National Comprehensive Cancer Network. NCCN clinical practice guidelines: central nervous system cancers version 1, 2021.(2021-0604)[2021-06-20] http://www. nccn. org/patients

[35] 中国医师协会肿瘤医师分会, 中国医疗保健国际交流促进会肿瘤内科分会. 肺癌脑转移中国治疗指南 (2021 年版). 中华肿瘤杂志, 2021, 43 (3): 269-281.

[36] YAMAMOTO M, SERIZAWA T, SHUTO T, et al. Stereotactic radiosurgery for patients with multiple brain metastases (JLGK0901): a multi-institutional prospective observational study. Lancet Oncol, 2014, 15 (4): 387-395.

[37] JOSHI RS, HIRSHMAN BR, ALI MA, et al. Prognostic Importance of Cumulative Intracranial Tumor Volume in Patients with Gastrointestinal Brain Metastasis Treated with Stereotactic Radiosurgery. World Neurosurg, 2019, 121: e747-e754.

[38] HIRSHMAN BR, WILSON B, ALI MA, et al. Superior Prognostic Value of Cumulative Intracranial Tumor Volume Relative to Largest Intracranial Tumor Volume for Stereotactic Radiosurgery-Treated

Brain Metastasis Patients. Neurosurgery, 2018, 82 (4): 473-480.

[39] LEHRER EJ, PETERSON JL, ZAORSKY NG, et al. Single versus Multifraction Stereotactic Radiosurgery for Large Brain Metastases: An International Meta-analysis of 24 Trials. Int J Radiat Oncol Biol Phys, 2019, 103 (3): 618-630.

[40] MAHAJAN A, AHMED S, MCALEER MF, et al. Post-operative stereotactic radiosurgery versus observation for completely resected brain metastases: a single-centre, randomised, controlled, phase 3 trial. Lancet Oncol, 2017, 18 (8): 1040-1048.

[41] WIGGENRAAD R, VERBEEK-DE KANTER A, KAL HB, et al. Dose-effect relation in stereotactic radiotherapy for brain metastases. A systematic review. Radiother Oncol, 2011, 98 (3): 292-297.

[42] VOGELBAUM MA, ANGELOV L, LEE SY, et al. Local control of brain metastases by stereotactic radiosurgery in relation to dose to the tumor margin. J Neurosurg, 2006, 104 (6): 907-912.

[43] SUH JH, KOTECHA R, CHAO ST, et al. Current approaches to the management of brain metastases. Nat Rev Clin Oncol, 2020, 17 (5): 279-299.

[44] AOYAMA H, SHIRATO H, TAGO M, et al. Stereotactic radiosurgery plus whole-brain radiation therapy vs stereotactic radiosurgery alone for treatment of brain metastases: a randomized controlled trial. JAMA, 2006, 295 (21): 2483-2491.

[45] SHAW E, SCOTT C, SOUHAMI L, et al. Single dose radiosurgical treatment of recurrent previously irradiated primary brain tumors and brain metastases: final report of RTOG protocol 90-05. Int J Radiat

中枢神经系统转移性肿瘤的放射治疗

Oncol Biol Phys, 2000, 47 (2): 291-298.

[46] TRIFILETTI D M, BALLMAN K V, BROWN P D, et al. Optimizing Whole Brain Radiation Therapy Dose and Fractionation: Results From a Prospective Phase 3 Trial (NCCTG N107C [Alliance]/ CEC. 3). Int J Radiat Oncol Biol Phys, 2020, 106 (2): 255-260.

[47] MULVENNA P, NANKIVELL M, BARTON R, et al. Dexamethasone and supportive care with or without whole brain radiotherapy in treating patients with non-small cell lung cancer with brain metastases unsuitable for resection or stereotactic radiotherapy (QUARTZ): results from a phase 3, non-inferiority, randomised trial. Lancet, 2016, 388 (10055): 2004-2014.

[48] BROWN PD, JAECKLE K, BALLMAN KV, et al. Effect of radiosurgery alone vs radiosurgery with whole brain radiation therapy on cognitive function in patients with 1 to 3 brain metastases: a randomized clinical trial. JAMA, 2016, 316 (4): 401-409.

[49] BROWN PD, BALLMAN KV, CERHAN JH, et al. Postoperative stereotactic radiosurgery compared with whole brain radiotherapy for resected metastatic brain disease (NCCTG N107C/CEC · 3): a multicentre, randomised, controlled, phase 3 trial. Lancet Oncol, 2017, 18 (8): 1049-1060.

[50] TSAO MN, XU W, WONG RK, et al. Whole brain radiotherapy for the treatment of newly diagnosed multiple brain metastases. Cochrane Database Syst Rev, 2018, 1 (1): CD003869.

[51] CHURILLA TM, HANDORF E, COLLETTE S, et al. Whole brain radiotherapy after stereotactic radiosurgery or surgical resection among patients with one to three brain metastases and favorable

prognoses: a secondary analysis of EORTC 22952-26001. Ann Oncol, 2017, 28 (10): 2588-2594.

[52] BROWN PD, PUGH S, LAACK NN, et al. Memantine for the prevention of cognitive dysfunction in patients receiving whole-brain radiotherapy: a randomized, double-blind, placebo-controlled trial. Neuro Oncol, 2013, 15 (10): 1429-1437.

[53] GONDI V, PUGH SL, TOME WA, et al. Preservation of memory with conformal avoidance of the hippocampal neural stem-cell compartment during whole-brain radiotherapy for brain metastases (RTOG 0933): a phase II multi-institutional trial. J Clin Oncol, 2014, 32 (34): 3810-3816.

[54] YANG WC, CHEN YF, YANG CC, et al. Hippocampal avoidance whole-brain radiotherapy without memantine in preserving neurocognitive function for brain metastases: a phase II blinded randomized trial. Neuro Oncol, 2021, 23 (3): 478-486.

[55] BROWN PD, GONDI V, PUGH S, et al. Hippocampal Avoidance During Whole-Brain Radiotherapy Plus Memantine for Patients With Brain Metastases: Phase III Trial NRG Oncology CC001. J Clin Oncol, 2020, 38 (10): 1019-1029.

[56] LE RHUN E, WELLER M, BRANDSMA D, et al. EANO-ESMO Clinical Practice Guidelines for diagnosis, treatment and follow-up of patients with leptomeningeal metastasis from solid tumours. Ann Oncol, 2017, 28 (suppl_4): iv84-iv99.

[57] PAN Z, YANG G, HE H, et al. Concurrent radiotherapy and intrathecal methotrexate for treating leptomeningeal metastasis from solid tumors with adverse prognostic factors: A prospective and single-

arm study. Int J Cancer, 2016, 139 (8): 1864-1872.

[58] PAN Z, YANG G, HE H, et al. Intrathecal pemetrexed combined with involved-field radiotherapy as a first-line intra-CSF therapy for leptomeningeal metastases from solid tumors: a phase I/II study. Ther Adv Med Oncol, 2020, 12: 1758835920937953.

[59] MORRIS PG, REINER AS, SZENBERG OR, et al. Leptomeningeal metastasis from non small cell lung cancer: survival and the impact of whole brain radiotherapy. J Thorac Oncol, 2012, 7 (2): 382-385.

[60] TIMMERMAN R, PAULUS R, GALVIN J, et al. Stereotactic body radiation therapy for inoperable early stage lung cancer. JAMA, 2010, 303 (11): 1070-1076.

[61] SHIRVANI SM, JIANG J, CHANG JY, et al. Lobectomy, sublobar resection, and stereotactic ablative radiotherapy for early stage non small cell lung cancers in the elderly. JAMA Surg, 2014, 149 (12): 1244-1253.

[62] SOLOMON BJ, CAPPUZZO F, FELIP E, et al. Intracranial efficacy of crizotinib versus chemotherapy in patients with advanced ALK-positive non small cell lung cancer: results from PROFILE 1014. J Clin Oncol, 2016, 34 (24): 2858-2865.

[63] GOW CH, CHIEN CR, CHANG YL, et al. Radiotherapy in lung adenocarcinoma with brain metastases: effects of activating epidermal growth factor receptor mutations on clinical response. Clin Cancer Res, 2008, 14 (1): 162-168.

[64] JOHUNG KL, YAO X, LI F, et al. A clinical model for identifying radiosensitive tumor genotypes in

non-small cell lung cancer. Clin Cancer Res, 2013, 19 (19): 5523-5532.

[65] LEE CC, HSU S, LIN CJ, et al. Epidermal growth factor receptor mutations: association with favorable local tumor control following Gamma Knife radiosurgery in parients with non-small cell lung cancer and brain metastases. J Neurosurg, 2019 Jun 21. 1-8. doi; 10. 3171/2019. 4. J NS19446. Online ahead of print.

[66] WELSH JW, KOMAKI R, AMINI A, et al. Phase Ⅱ trial of erlotinib plus concurrent whole brain radiation therapy for patients with brain metastases from non-small-cell lung cancer. J Clin Oncol, 2013, 31 (7): 895-902.

[67] YOMO S, SERIZAWA T, YAMAMOTO M, et al. The impact of EGFR-TKI use on clinical outcomes of lung adenocarcinoma patients with brain metastases after Gamma Knife radiosurgery: a propensity score matched analysis based on extended JLGK0901 dataset (JLGK0901-EGFR-TKI). J Neurooncol, 2019, 145 (1): 151-157.

[68] WANG X, XU Y, TANG W, et al. Efficacy and safety of radiotherapy plus EGFR-TKIs in NSCLC patients with brain metastases: a Meta-analysis of published data. Transl Oncol, 2018, 11 (5): 1119-1127.

[69] SPERDUTO PW, WANG M, ROBINS HI, et al. A phase 3 trial of whole brain radiation therapy and stereotactic radiosurgery alone versus WBRT and SRS with temozolomide or erlotinib for non-small cell lung cancer and 1 to 3 brain metastases: Radiation Therapy Oncology Group 0320. Int J Radiat Oncol

中枢神经系统转移性肿瘤的放射治疗

Biol Phys, 2013, 85 (5): 1312-1318.

[70] YANG Z, ZHANG Y, LI R, et al. Whole-brain radiotherapy with and without concurrent erlotinib in NSCLC with brain metastases: a multicenter, open-label, randomized, controlled phase Ⅲ trial. Neuro Oncol, 2021, 23 (6): 967-978.

[71] LU Y, FAN Y. Combined action of EGFR tyrosine kinase inhibitors and whole-brain radiotherapy on EGFR-mutated non-small-cell lung cancer patients with brain metastasis. Onco Targets Ther, 2016, 9: 1135-1143.

[72] MAGNUSON WJ, LESTER-COLL NH, WU AJ, et al. Management of brain metastases in tyrosine kinase inhibitor-Naïve epidermal growth factor receptor-mutant non-small-cell lung cancer: a retrospective multi-institutional analysis. J Clin Oncol, 2017, 35 (10): 1070-1077.

[73] WOLF A, ZIA S, VERMA R, et al. Impact on overall survival of the combination of BRAF inhibitors and stereotactic radiosurgery in patients with melanoma brain metastases. J Neurooncol, 2016, 127 (3): 607-615.

[74] GATTERBAUER B, HIRSCHMANN D, EBERHERR N, et al. Toxicity and efficacy of Gamma Knife radiosurgery for brain metastases in melanoma patients treated with immunotherapy or targeted therapy-A retrospective cohort study. Cancer Med, 2020, 9 (11): 4026-4036.

[75] Kim JM, Miller JA, Kotecha R, Chao ST, Ahluwalia MS, Peereboom DM, Mohammadi AM, Barnett GH, Murphy ES, Vogelbaum MA, Angelov L, Abraham J, Moore H, Budd GT, Suh JH. Stereotactic

radiosurgery with concurrent HER2-directed therapy is associated with improved objective response for breast cancer brain metastasis. Neuro Oncol. 2019 MAY 6; 21 (5); 659-668. 获取全文 : 10. 1093/neuonc/noz006.

[76] METRO G, FOGLIETTA J, RUSSILLO M, et al. Clinical outcome of patients with brain metastases from HER2-positive breast cancer treated with lapatinib and capecitabine. Ann Oncol, 2011, 22 (3): 625-630.

[77] LIN NU, EIERMAN W, GREIL R, et al. Randomized phase Ⅱ study of lapatinib plus capecitabine or lapatinib plus topotecan for patients with HER2-positive breast cancer brain metastases. J Neurooncol, 2011, 105 (3): 613-620.

[78] TAWBI HA, FORSYTH PA, ALGAZI A, et al. Combined nivolumab and ipilimumab in melanoma metastatic to the brain. N Engl J Med, 2018, 379 (8): 722-730.

[79] HORINOUCHI H, NOGAMI N, SAKA H, et al. Pembrolizumab plus pemetrexed-platinum for metastatic nonsquamous non-small-cell lung cancer: KEYNOTE-189 Japan Study. Cancer Sci, 2021.(2021-05-25) [2021-07-16] https://doi. org/10. 1111/cas. 14980.

[80] KOTECHA R, KIM JM, MILLER JA, et al. The impact of sequencing PD-1/PD-L1 inhibitors and stereotactic radiosurgery for patients with brain metastasis. Neuro Oncol, 2019, 21 (8): 1060-1068.

[81] SCHAPIRA E, HUBBELING H, YEAP BY, et al. Improved overall survival and locoregional disease control with concurrent PD-1 pathway inhibitors and stereotactic radiosurgery for lung cancer patients with brain metastases. Int J Radiat Oncol Biol Phys, 2018, 101 (3): 624-629.

中枢神经系统转移性肿瘤的放射治疗

[82] ENRIGHT TL, WITT JS, BURR AR, et al. Combined immunotherapy and stereotactic radiotherapy improves neurologic outcomes in patients with non-small-cell lung cancer brain metastases. Clin Lung Cancer, 2021, 22 (2): 110-119.

[83] SHEPARD MJ, XU Z, DONAHUE J, et al. Stereotactic radiosurgery with and without checkpoint inhibition for patients with metastatic non-small cell lung cancer to the brain: a matched cohort study. J Neurosurg, 2019 Jul 26; 1-8, doi: 10. 3171/2019. 4 JNS19822. Online ahead of print.

[84] QIAN JM, MARTIN AM, MARTIN K, et al. Response rate and local recurrence after concurrent immune checkpoint therapy and radiotherapy for non-small cell lung cancer and melanoma brain metastases. Cancer, 2020, 126 (24): 5274-5282.

[85] SRIVASTAVA A AC, FILIPUT E, ET AL. Early PD-1 blockade improves disease control for NSCLC brain metastases treated with radiosurgery. Radiother Oncol, 2018, 127: S254-S25.

[86] AHMED KA, KIM S, ARRINGTON J, et al. Outcomes targeting the PD-1/PD-L1 axis in conjunction with stereotactic radiation for patients with non-small cell lung cancer brain metastases. J Neurooncol, 2017, 133 (2): 331-338.

[87] CRINO L, BRONTE G, BIDOU P, et al. Nivolumab and brain metastases in patients with advanced non-squamous non-small cell lung cancer. Lung Cancer, 2019 Mar, 129. 35-40 DOI; 10. 1016/ j, lungcan. 2019. 12. 025. Epub 2019 Jan 15, PMID 30797489.

7 肺癌脑转移的内科治疗

7.1 非小细胞肺癌伴热点突变脑（脑膜）转移的内科治疗原则

分类	Ⅰ级推荐	Ⅱ级推荐	Ⅲ级推荐
EGFR 突变一线治疗（脑/脑膜）	吉非替尼（1A 类） 厄洛替尼（1A 类） 埃克替尼（1A 类） 阿法替尼（1A 类） 奥希替尼（优先推荐，1A 类）[1-5]	吉非替尼 + 化疗（PS 评分 0-1，1A 类）[6] 厄洛替尼 + 贝伐珠单抗（1A 类）[7] 脑膜转移患者可行 Ommaya 囊/脑室导管（2A 类）[8]	
EGFR 突变靶向进展治疗（脑/脑膜）	一/二代 TKI 一线治疗失败再次活检 T790M 阳性者：奥希替尼（1A 类）[9]、再次活检 T790M 阴性者或者三代 TKI 治疗失败：含铂双药化疗或含铂双药化疗 + 贝伐珠单抗（非鳞癌）*、局部进展，继续原 TKI+ 局部放疗（2A 类）；三代 TKI 一线治疗失败再次活检明确耐药机制	一/二代 TKI 一线治疗失败再次活检 T790M 阳性者：阿美替尼（2A 类）[10] 脑脊液 NGS 检测，根据耐药原因制定个性化处理（2A 类）[11]	一/二代 TKI 一线治疗失败再次活检 T790M 阳性者：伏美替尼（3 类）[12]

非小细胞肺癌伴热点突变脑（脑膜）转移的内科治疗原则（续表）

分类	I 级推荐	II 级推荐	III 级推荐
EGFR 突变靶向及化疗进展后治疗（脑/脑膜）	进入临床研究		高剂量奥希替尼（3 类）[13] 高剂量厄洛替尼（3 类）[14] 鞘注治疗（培美曲塞、甲氨蝶呤、阿糖胞苷、塞替派,3类）[15,16]

注：*，具体注释可参考本指南驱动基因阴性脑/脑膜转移 NSCLC 内科治疗部分。

注释 】

多项前瞻性及回顾性临床研究分析均显示，EGFR-TKI 单药治疗 *EGFR* 突变伴有脑转移具有较好的颅内病灶控制率。一代 EGFR-TKI 如吉非替尼及厄洛替尼单药治疗伴有脑转移携带 *EGFR* 突变的 NSCLC 的有效率为 50%~80%，总生存时间为 12~24 个月[17, 18]。国产一代 EGFR-TKI 埃克替尼在 BRAIN 研究[19]头对头比较了 EGFR-TKI 和全脑放疗联合化疗治疗 *EGFR* 突变阳性 NSCLC 脑转移数目 ≥ 3 个患者的疗效，结果显示埃克替尼显著延长了颅内无进展生存期，PFS 也优于全脑放疗 ±

化疗组。二代 EGFR-TKI 阿法替尼在 LUX-Lung6 研究中有纳入脑转移患者，较化疗有显著延长 PFS，为 8.2 个月 vs. 5.4 个月[4]。三代 EGFR-TKI 奥希替尼显示出了更好的颅内病灶控制效果[9, 20]，与一代 EGFR-TKI 相比，奥希替尼将脑转移患者的中位 PFS 延长至 15.2 个月，并降低了中枢神经系统进展风险，因此作为优先推荐。脑膜转移随着患者生存时间的逐渐延长，发生率也在逐渐升高，*EGFR* 突变的患者中脑膜的发生率可高达 9.4%。奥希替尼虽然为 P-gp 蛋白底物，但是其小分子的结构优势可以有良好的血脑屏障渗透，在脑膜转移患者中进行优先推荐[21]。

NEJ009 研究纳入了 88 例脑转移患者，化疗加吉非替尼的联合组在脑转移亚组中获得 PFS 的优势，但是在 OS 中未获得差异[6]。贝伐珠单抗联合厄洛替尼对伴有脑转移 EGFR 突变患者，具有更优的疗效[7]。但由于 NMPA 尚未批准该适应证，本次指南维持将厄洛替尼联合贝伐珠单抗的治疗方案定为 II 级推荐。

Ommaya 囊泵在脑膜患者外引流脑脊液减轻颅高压症状，反复抽取脑脊液行细胞学检测以及鞘注化疗药物中均较传统腰穿有优势，在中枢神经系统肿瘤指南中做强烈推荐[8]。但由于其手术操作技术限制其使用，放在 II 级推荐。

EGFR-TKI 靶向治疗进展后分为 T790M 突变与未检测到 T790M 突变，除了奥希替尼，阿美替尼为国产第三代 EGFR-TKIs，在 II 期关键注册临床研究中均纳入了脑转移患者，阿美替尼治疗 *EGFR T790M* 突变阳性伴脑转移 NSCLC 患者的颅内 ORR 为 60.9%，颅内 DCR 为 91.3%，颅内中位 PFS 为 10.8 个月[10]。并在其 III 期研究 AENEAS 研究中进一步证实其在脑转移亚组中有较好疗效，疾病进展风险降低了 62%。由于其 III 期研究文献尚未发表，因此做 II 级推荐。

伏美替尼也为国产三代 EGFR-TKI，治疗 EGFR T790M 突变阳性伴脑转移 NSCLC 患者的颅内 ORR 为 65.2%，颅内 DCR 为 91.3%，颅内中位 PFS 未达到；其中 160 mg 剂量组的颅内 ORR 为 84.6%，颅内中位 PFS 为 19.3 个月[12]。但为 II 期研究，因此做 III 级推荐。

若一 / 二代 EGFR-TKI 耐药后不存在 T790M 突变或三代 EGFR-TKI 耐药进展，化疗目前仍为经典的治疗选择。其他 EGFR-TKI 耐药的原因还包括 EGFR 扩增、MET 扩增、HER2 扩增、PIK3CA 突变、BRAF 突变以及 SCLC 转换等原因，目前针对 BRAF、HER2、MET 等多个靶点都有相应的临床试验正在进行中，EGFR-TKI 耐药后可进行再活检明确耐药原因以指导下一步治疗。

对于已行奥希替尼治疗后进展的患者可以选择 TKI 药物的剂量加量甚至冲击治疗模式以达到增加脑脊液内药物浓度的目的控制疾病。BLOOM 研究结果显示[13]，对于既往应用第一代或第二代 EGFR-TKIs 治疗后进展且伴脑膜转移的晚期 NSCLC 患者，后续应用奥希替尼治疗的颅内 ORR 为 62%，颅内缓解时间为 15.2 个月。厄洛替尼的冲击治疗也有小样本研究的报道[14]。

鞘内注射是将药物直接注入蛛网膜下腔，优势在于药物可以直接渗透血脑屏障并最大化暴露在脑脊液中。目前鞘注药物使用最多的甲氨蝶呤、阿糖胞苷和塞替派，但这些药物主要用于治疗血液系统肿瘤，对于肺癌并不敏感。目前有研究尝试了在肺癌脑膜患者中鞘注拓扑替康、阿糖胞苷脂质体及依托泊苷，但都是小样本临床试验或个案报道[15]。培美曲塞鞘注治疗在目前在国内多个中心已进行尝试[16]，有一定的有效率及应用前景，但由于在脑膜转移队列中极难进行随机对照研究，且鞘注治疗对技术要求难以全面推广，因此目前仅进行 III 级推荐。

参考文献

[1] MOK TS, WU YL, THONGPRASERT S, et al. Gefitinib or carboplatin-paclitaxel in pulmonary ade-nocarcinoma. N Engl J Med, 2009, 361 (10): 947-957.

[2] ZHOU C, WU YL, CHEN G, et al. Erlotinib versus chemotherapy as first-line treatment for patients with advanced EGFR mutation-positive non-small-cell lung cancer (OPTIMAL, CTONG-0802): a multicentre, open-label, randomised, phase 3 study. Lancet Oncol, 2011, 12 (8): 735-742.

[3] SHI YK, WANG L, HAN BH, et al. First-line icotinib versus cisplatin/pemetrexed plus pemetrexed maintenance therapy for patients with advanced EGFR mutation-positive lung adenocarcinoma (CON-VINCE): a phase 3, open-label, randomized study. Ann Oncol, 2017, 28 (10): 2443-2450.

[4] WU YL, ZHOU C, HU CP, et al. Afatinib versus cisplatin plus gemcitabine for first-line treatment of Asian patients with advanced non-small-cell lung cancer harbouring EGFR mutations (LUX-Lung 6): an open-label, randomised phase 3 trial. Lancet Oncol, 2014, 15 (2): 213-222.

[5] RAMALINGAM SS, VANSTEENKISTE J, PLANCHARD D, et al. Overall Survival with Osimer-tinib in Untreated, EGFR-Mutated Advanced NSCLC. N Engl J Med, 2020, 382 (1): 41-50.

[6] HOSOMI Y, MORITA S, SUGAWARA S, et al. Gefitinib Alone Versus Gefitinib Plus Chemotherapy for Non-Small-Cell Lung Cancer With Mutated Epidermal Growth Factor Receptor: NEJ009 Study. J

Clin Oncol, 2020, 38 (2): 115-123.

[7] JIANG T, ZHANG Y, LI X, et al. EGFR-TKIs plus bevacizumab demonstrated survival benefit than EGFR-TKIs alone in patients with EGFR-mutant NSCLC and multiple brain metastases. Eur J Cancer, 2019, 121: 98-108.

[8] SANDBERG DI, BILSKY MH, SOUWEIDANE MM, et al. Ommaya reservoirs for the treatment of leptomeningeal metastases. Neurosurgery, 2000, 47 (1): 49-54.

[9] MOK TS, WU YL, AHN MJ, et al. Osimertinib or platinum-pemetrexed in EGFR T790M-Positive Lung Cancer. N Engl J Med, 2017, 376 (7): 629-640.

[10] LU S, WANG Q, ZHANG G, et al. OA02. 03 The Third Generation EGFR Inhibitor (EGFR-TKI) HS-10296 in Advanced NSCLC Patients with Resistance to First Generation EGFR-TKI. Journal of Thoracic Oncology, 2019, 14 (10): S208-S209.

[11] LI YS, JIANG BY, YANG JJ, et al. Unique genetic profiles from cerebrospinal fluid cell-free DNA in leptomeningeal metastases of EGFR-mutant non-small-cell lung cancer: a new medium of liquid biopsy. Ann Oncol, 2018, 29 (4): 945-952.

[12] SHI Y, HU X, ZHANG S, et al. Efficacy, safety, and genetic analysis of furmonertinib (AST2818) in patients with EGFR T790M mutated non-small-cell lung cancer: a phase 2b, multicentre, single-arm, open-label study. Lancet Respir Med, 2021.(2021-03-26)[2021-07-16] https://www. thelancet. com/journals/lanres/article/PIIS2213-2600 (20) 30455-0/fulltext

肺癌脑转移的内科治疗

[13] YANG J, KIM SW, KIM DW, et al. Osimertinib in patients with epidermal growth factor receptor mutation-positive non-small-cell lung cancer and leptomeningeal metastases: The BLOOM Study. J Clin Oncol, 2020, 38 (6): 538-547.

[14] KAWAMURA T, HATA A, TAKESHITA J, et al. High-dose erlotinib for refractory leptomeningeal metastases after failure of standard-dose EGFR-TKIs. Cancer Chemother Pharmacol, 2015, 75 (6): 1261-1266.

[15] REMON J, LE RHUN E, BESSE B. Leptomeningeal carcinomatosis in non-small cell lung cancer patients: A continuing challenge in the personalized treatment era. Cancer Treat Rev, 2017, 53: 128-137.

[16] FAN C, ZHAO Q, LI L, et al. Efficacy and Safety of Intrathecal Pemetrexed Combined with Dexamethasone for Treating TKI-failed Leptomeningeal Metastases from EGFR-mutant NSCLC-A Prospective Open-label Single-arm Phase I/II Clinical Trial (unique identifier: ChiCTR1800016615). JThoracOncol, 2021.(2021-05-10)[2021-07-16] https://www. jto. org/article/S1556-0864 (21) 02157-2/fulltext.

[17] WELSH J W, KOMAKI R, AMINI A, et al. Phase II trial of erlotinib plus concurrent whole-brain radiation therapy for patients with brain metastases from non-small-cell lung cancer. J Clin Oncol, 2013, 31 (7): 895-902.

[18] CERESOLI GL, CAPPUZZO F, GREGORC V, et al. Gefitinib in patients with brain metastases from

non-small-cell lung cancer: a prospective trial. Ann Oncol, 2004, 15 (7): 1042-1047.

[19] YANG JJ, ZHOU C, HUANG Y, et al. Icotinib versus whole-brain irradiation in patients with EGFR-mutant non-small-cell lung cancer and multiple brain metastases (BRAIN): a multicentre, phase 3, open-label, parallel, randomised controlled trial. Lancet Respir Med, 2017, 5 (9): 707-716.

[20] REUNGWETWATTANA T, NAKAGAWA K, CHO BC, et al. CNS Response to Osimertinib Versus Standard Epidermal Growth Factor Receptor Tyrosine Kinase Inhibitors in Patients With Untreated EGFR-Mutated Advanced Non-Small-Cell Lung Cancer. J Clin Oncol, 2018: JCO2018783118.

[21] NANJO S, HATA A, OKUDA C, et al. Standard-dose osimertinib for refractory leptomeningeal metastases in T790M-positive EGFR-mutant non-small cell lung cancer. Br J Cancer, 2018, 118 (1): 32-37.

肺癌脑转移的内科治疗

分类	I 级推荐	II 级推荐	III 级推荐
ALK 突变一线治疗（脑/脑膜）	克唑替尼（1A 类） 塞瑞替尼（1A 类） 阿来替尼（优先推荐，1A 类）[1-5]		Brigatinib（1A 类）[6] Lorlatinib（1A 类）[7]
ALK 突变靶向进展治疗（脑/脑膜）	塞瑞替尼（克唑替尼进展后，1A 类）[2] 阿来替尼（克唑替尼或塞瑞替尼进展后，1A 类）[8, 9] 恩沙替尼（克唑替尼进展后，2A 类）[10] 含铂双药化疗或含铂双药化疗 + 贝伐珠单抗（一代及二代靶向进展，非鳞癌）* 治疗失败再次活检明确耐药机制[11]	脑膜转移患者可行 Ommaya 囊/脑室导管（2A 类）[12]	
ALK 突变靶向及化疗进展后治疗（脑/脑膜）	进入临床研究	脑膜转移患者可行 Ommaya 囊/脑室导管（2A 类）[12]	鞘注治疗（培美曲塞、甲氨蝶呤、阿糖胞苷、塞替派）（3 类）[13, 14]

注：* 具体注释可参考本指南驱动基因阴性脑/脑膜转移 NSCLC 内科治疗部分。

肺癌脑转移的内科治疗

【注释】

a ALK 融合的患者脑转移发生率在 30%~50%，脑膜转移的发生率在 5% 左右[5]。早期对于克唑替尼用于 ALK 融合基因阳性 NSCLC 脑转移患者的治疗效果主要是与化疗进行对比，与化疗相比克唑替尼对 ALK 融合基因阳性的 NSCLC 脑转移患者颅内转移瘤控制率更高[1]，但是与二代 ALK-TKIs 比较，颅内转移病灶的疗效欠佳。

b ASCEND7 研究入组的患者全部为有症状或进展期的脑转移和 / 或脑膜转移 ALK 融合基因阳性的 NSCLC 患者，结果显示，无论之前是否接受过克唑替尼治疗或脑部放疗，塞瑞替尼均显示较好的颅内疗效。对于伴脑膜转移的 NSCLC 患者，塞瑞替尼颅内 ORR 为 20%。

c 阿来替尼为新一代 ALK-TKI 药物，为非 P-gp 蛋白底物，可以自由进入血脑屏障，对脑转移病灶控制良好。在亚洲人群中进行的阿来替尼与克唑替尼头对头比较的Ⅲ期临床研究 ALESIA 的结果与 ALEX 一致，颅内客观缓解率阿来替尼组达 73%，显著优于克唑替尼组的 22%，降低脑转移发生风险 86%（HR 0.14，P<0.000 1）。基于该研究结果，我国 NMPA2018 年批准阿来替尼用于 ALK 阳性的局部晚期或转移性 NSCLC，包括一线及克唑替尼治疗进展后的二线用药。本指南将其作为 ALK 阳性患者脑及脑膜转移一线治疗的Ⅰ级优先推荐。Ⅱ期临床研究结果显示，国产恩沙替尼用于克唑替尼治疗后进展的 ALK 融合基因阳性 NSCLC 脑转移患者的颅内 ORR 为 70%[10]，因此在克唑替尼进展后可考虑使用。

d ALTA-1L 研究结果显示，在亚洲和非亚洲人群中，与克唑替尼相比，Brigatinib 均有显著

PFS 改善趋势，亚洲人群 Brigatinib 疾病进展风险下降 59%（中位 PFS 未达到 vs 11.1 个月，HR=0.41，*P*=0.026 1），基线伴脑转移患者的颅内 PFS 在亚洲人群（HR=0.15，*P*=0.003 7）较克唑替尼也均有显著改善[6]。基于此，FDA 已近批准 Brigatinib 一线治疗 ALK 阳性 NSCLC 患者，但我国尚未上市，本指南更新 Brigatinib 一线治疗予以 III 级推荐。CROWN 研究结果显示，在具有可测量的脑转移的患者中，劳拉替尼组的颅内 ORR 为 82%，颅内 CR 率为 71%；克唑替尼组的颅内 ORR 为 23%，颅内 CR 率为 8%[7]。基于此，FDA 已近批准 Lorlatinib 一线治疗 ALK 阳性 NSCLC 患者，但我国尚未上市，本指南建议给予 Lorlatinib 一线治疗予以 III 级推荐。

e 一代及二代 ALK-TKI 治疗失败后可再次活检明确耐药原因，耐药突变较 EGFR 类型更为零散而复杂，根据不同耐药突变及药物覆盖 IC50 值更换另外一种 TKI 药物，如 G1202G 选择 Lorlatinib[11]。出现颅高压以及需要鞘注治疗时建议 Ommaya 囊泵的使用。多线靶向治疗及化疗均失败的难治性脑/脑膜转移研究数据非常少，往往为病例报告，并往往以靶向药物加量模式为主。脑膜转移患者可以尝试鞘注治疗，但 ALK 突变鞘注治疗临床数据较少。

ROS1 及其他基因突变由于目前无高级别循证医学证据临床研究，参照非小细胞肺癌驱动基因阴性脑/脑膜转移的内科治疗原则。

参考文献

[1] SOLOMON B J, CAPPUZZO F, FELIP E, et al. Intracranial Efficacy of Crizotinib Versus Chemotherapy in Patients With Advanced ALK-Positive Non-Small-Cell Lung Cancer: Results From PROFILE 1014. J Clin Oncol, 2016, 34 (24): 2858-2865.

[2] SORIA J C, TAN D S W, CHIARI R, et al. First-line ceritinib versus platinum-based chemotherapy in advanced ALK-rearranged non-small-cell lung cancer (ASCEND-4): a randomised, open-label, phase 3 study. Lancet, 2017, 389 (10072): 917-929.

[3] PETERS S, CAMIDGE DR, SHAW AT, et al. Alectinib versus crizotinib in untreated ALK-positive non-small-cell lung cancer. N Engl J Med, 2017, 377 (9): 829-838.

[4] GOURD E. Alectinib shows CNS efficacy in ALK-positive NSCLC. Lancet Oncol, 2018, 19 (10): e520.

[5] REMON J, LE RHUN E, BESSE B. Leptomeningeal carcinomatosis in non-small cell lung cancer patients: A continuing challenge in the personalized treatment era. Cancer Treat Rev, 2017, 53: 128-137.

[6] Ahn M J, Kim H R, Yang C H, et al. 1304P Brigatinib (BRG) vs crizotinib (CRZ) in Asian vs non-Asian patients (pts): Update from ALTA-1L. Ann Oncol, 2020, 31: S843-S844.

[7] SHAW A T, BAUER T M, DE MARINIS F, et al. First-Line Lorlatinib or Crizotinib in Advanced ALK-Positive Lung Cancer. N Engl J Med, 2020, 383 (21): 2018-2029.

[8] ZHOU C, KIM SW, REUNQWETWATTANA, et al. crizotinib in untreated Asian patients with anaplastic lymphoma kinase-positive non-small-cell lung cancer (ALESIA): a randomised phase 3 study. Lancet Respir Med. 2019, 7 (5): 437-446.

[9] GAINOR JF, SHERMAN CA, WILLOUGHBY K, et al. Alectinib salvages CNS relapses in ALK-positive lung cancer patients previously treated with crizotinib and ceritinib. J Thorac Oncol, 2015, 10 (2): 232-236.

[10] YANG Y, ZHOU J, et al. Efficacy, safety, and biomarker analysis of ensartinib in crizotinib-resistant, ALK-positive non-small-cell lung cancer: a multicentre, phase 2 trial. Lancet Respir Med, 2020, 8 (1): 45-53.

[11] GAINOR JF, DARDAEI L, YODA S, et al. Molecular mechanisms of resistance to first and second generation ALK inhibitors in ALK-Rearranged lung cancer. Cancer Discov, 2016, 6 (10): 1118-1133.

[12] SANDBERG D I, BILSKY M H, SOUWEIDANE M M, et al. Ommaya reservoirs for the treatment of leptomeningeal metastases. Neurosurgery, 2000, 47 (1): 49-54.

[13] BEAUCHESNE P. Intrathecal chemotherapy for treatment of leptomeningeal dissemination of metastatic tumours. Lancet Oncol, 2010, 11 (9): 871-879.

[14] MIAO Q, ZHENG X, ZHANG L, et al. Multiple combination therapy based on intrathecal pemetrexed in non-small cell lung cancer patients with refractory leptomeningeal metastasis. Ann Palliat Med, 2020, 9 (6): 4233-4245.

7.2 非小细胞肺癌驱动基因阴性脑（脑膜）转移的内科治疗原则

分期	分类	Ⅰ级推荐	Ⅱ级推荐	Ⅲ级推荐
晚期非鳞癌驱动基因阴性一线治疗	无症状脑/脑膜转移	可先进行系统性治疗（方案可参考 NSCLC 驱动基因阴性系统性治疗方案），后进行脑部放疗	脑膜转移患者可行 Ommaya囊/脑室导管（2A类）[9]	
	有症状脑/脑膜转移	可先进行脑部放疗，待症状稳定后，再进行系统性治疗（方案可参考 NSCLC 驱动基因阴性系统性治疗方案）	脑膜转移患者可行 Ommaya囊/脑室导管（2A类）[9]	

分期	分类	Ⅰ级推荐	Ⅱ级推荐	Ⅲ级推荐
晚期 NSCLC 驱动基因阴性二/三线治疗（包含一线治疗进展出现脑/脑膜转移）	PS 评分 0~2	系统性治疗（方案可参考 NSCLC 驱动基因阴性系统性治疗方案）	脑膜转移患者可行 Ommaya 囊/脑室导管（2A 类）[9]	鞘注治疗（培美曲塞、甲氨蝶呤、阿糖胞苷、塞替派）（3 类）[10-14]
	PS 评分 3~4	最佳对症治疗		

【注释】

　　化疗是驱动基因阴性非小细胞肺癌脑/脑膜转移患者重要且不可或缺的综合治疗手段之一。虽然传统观念认为化疗药物分子量大被认为难以透过血脑屏障，但临床试验数据表明化疗似乎在颅内及颅外可以取得类似的疗效。多个单臂或随机对照Ⅱ期临床试验提示以顺铂、卡铂为主的铂类药物为基础，联合第三代细胞毒类药物可给 NSCLC 脑转移患者带来生存获益。GFPC07-01 研究纳入初治 NSCLC 脑转移患者，应用标准剂量的顺铂联合培美曲塞方案化疗 6 个周期，化疗结束或者脑转移进展时进行 WBRT，脑转移病灶的有效率为 41.9%，颅外病灶的 ORR 为 34.9%，中位 OS 为 7.4

个月。前瞻性单臂 II 期临床试验 BRAIN 研究显示贝伐珠单抗联合紫杉醇 + 卡铂在初次治疗的无症状脑转移患者中位 PFS 7.1 个月，中位 OS 16.0 个月，颅内与颅外病灶有效率为 61.2% 及 64.2%。

替莫唑胺是一种新型咪唑四嗪类烷化剂，可在人体内转化成有活性的烷化剂前体，能透过血脑屏障，对于控制 NSCLC 脑转移有较好的疗效。对于既往接受过 WBRT 或全身化疗的 NSCLC 脑转移患者，可应用替莫唑胺以提高 DCR、延长 OS。替莫唑胺（或联合其他化疗药物）与 WBRT 序贯或同步应用，尤其是同步应用，可提高颅内转移灶的 DCR，为 NSCLC 脑转移患者提供新的治疗手段。但目前联合化疗应用相关报道多为 II 期临床研究，样本量较少，尚需大规模的 III 期临床研究进一步证实。

驱动基因阴性的脑膜转移是预后不良因素。目前标准治疗方案尚未确定，培美曲塞及贝伐珠单抗在脑膜转移患者中的治疗地位还需要进一步确立。一项荟萃分析提示接受鞘注治疗的患者脑脊液细胞学好转率为 55%，临床缓解率为 64%，提示鞘注治疗对于局部控制脑膜转移有一定疗效。近年来，数个 I 期临床试验和回顾性研究显示培美曲塞鞘注对于局部控制脑膜转移有一定疗效。

免疫检查点抑制剂程序性死亡受体 1（programmed death protein-1，PD-1）和程序性死亡受体配体 1（programmed death ligand-1，PD-L1）对于肺癌脑转移有一定治疗效果，但大多数研究数据基于回顾性分析。纳武利尤单抗单药二线及二线以后治疗 NSCLC 脑转移患者的颅内 ORR 为 9%~28.1%，颅内 PFS 为 2.2~3.9 个月，中位 OS 为 7.5~14.8 个月。OAK 研究对比了阿特珠单抗或多西他赛二线治疗 NSCLC 患者的疗效，在脑转移的患者中，阿特珠单抗组与多西他赛化疗组的中位 OS 分别为 16 个月和 11.9 个月，虽然差异无统计学意义，但阿特珠单抗组患者出现新发脑转移灶的中位时间比化疗组明显延长，分别为未达到和 9.5 个月。KEYNOTE-189 研究中对脑转移患者的亚组分析显示，与安慰剂联合培美曲塞和铂类相比，帕博利珠单抗联合培美曲塞和铂类显著延长了脑转移患者的 OS，分别为 19.2 个月和 7.5 个月（HR=0.41，95% CI 0.24~0.67）。一项前瞻性单臂 II 期临床试验观察帕博利珠单抗治疗初治或经治的 PD-L1 ≥ 1% 的 NSCLC 脑转移患者，其中约一半患者未进行过脑部放疗，颅内 ORR 为 29.7%，2 年生存率 34%。

几乎所有随机对照研究中脑膜转移患者都被剔除，免疫治疗在脑膜转移患者中的有效率目前并不明朗。PD-1/PD-L1 单抗分子量大（>140 000Da），难以透过血脑屏障，但是 PD-1/PD-L1 单抗作用机制为通过激活效应 T 细胞，特异性识别肿瘤的 T 细胞进入瘤体进行杀伤肿瘤，因此，理论上药物治疗疗效与单抗药物是否可以透过血脑屏障无关。肿瘤浸润的 T 淋巴细胞及 PD-L1 表达在肺癌脑转移标本中均有表达，可能可以预测 PD-1/PD-L1 单抗作用，但在脑膜转移标本中表达情况还未可知。

参考文献

［1］GOLDBERG SB, SCHALPER KA, GETTINGER SN, et al. Pembrolizumab for management of patients with NSCLC and brain metastases: long-term results and biomarker analysis from a non-randomised, open-label, phase 2 trial. Lancet Oncol, 2020, 21 (5): 655-663.

［2］GOLDBERG SB, GETTINGER SN, MAHAJAN A, et al. Pembrolizumab for patients with melanoma or non-small-cell lung cancer and untreated brain metastases: early analysis of a non-randomised, open-label, phase 2 trial. Lancet Oncol, 2016, 17 (7): 976-983.

[3] HE Q, BI X, REN C, et al. Phase Ⅱ study of the efficacy and safety of high-dose pemetrexed in com-
bination with cisplatin versus temozolomide for the treatment of non-small cell lung cancer with brain
metastases. Anticancer Res, 2017, 37 (8): 4711-4716.

[4] HE Q, WANG Y, ZOU P, et al. Phase Ⅱ study of high-dose pemetrexed plus cisplatin as first-line che-
motherapy in the treatment of patients with brain metastases from lung adenocarcinoma. World Neuro-
surg, 2017, 99: 758-762.

[5] DINGLIN XX, HUANG Y, LIU H, et al. Pemetrexed and cisplatin combination with concurrent whole
brain radiotherapy in patients with brain metastases of lung adenocarcinoma: a single-arm phase Ⅱ
clinical trial. J Neurooncol, 2013, 112 (3): 461-466.

[6] BARLESI F, GERVAIS R, LENA H, et al. Pemetrexed and cisplatin as first-line chemotherapy for
advanced non-small-cell lung cancer (NSCLC) with asymptomatic inoperable brain metastases: a mul-
ticenter phase Ⅱ trial (GFPC 07-01). Ann Oncol, 2011, 22 (11): 2466-2470.

[7] BESSE B, LE MOULEC S, MAZIÈRES J, et al. Bevacizumab in Patients with Nonsquamous Non-
Small Cell Lung Cancer and Asymptomatic, Untreated Brain Metastases (BRAIN): A Nonrandom-
ized, Phase Ⅱ Study. Clin Cancer Res, 2015, 21 (8): 1896-1903.

[8] SPERDUTO PW, WANG M, ROBINS HI, et al. A phase 3 trial of whole brain radiation therapy and
stereotactic radiosurgery alone versus WBRT and SRS with temozolomide or erlotinib for non-small

cell lung cancer and 1 to 3 brain metastases: Radiation Therapy Oncology Group 0320. Int J Radiat Oncol Biol Phys, 2013, 85 (5): 1312-1318.

[9] SANDBERG DI, BILSKY MH, SOUWEIDANE MM, et al. Ommaya reservoirs for the treatment of leptomeningeal metastases. Neurosurgery, 2000, 47 (1): 49-54; discussion 54-55.

[10] FAN C, ZHAO Q, LI L, et al. Efficacy and safety of intrathecal pemetrexed combined with dexamethasone for treating tyrosine kinase inhibitor-failed leptomeningeal metastases from EGFR-mutant NSCLC-a prospective, open-label, single-arm phase 1/2 clinical trial (Unique Identifier: ChiCTR1800016615). J Thorac Oncol, 2021, S1556-0864 (21): 2157.

[11] PAN Z, YANG G, HE H, et al. Intrathecal pemetrexed combined with involved-field radiotherapy as a first-line intra-CSF therapy for leptomeningeal metastases from solid tumors: a phase I/II study. Ther Adv Med Oncol, 2020, 12: 1758835920937953.

[12] MIAO Q, ZHENG X, ZHANG L, et al. Multiple combination therapy based on intrathecal pemetrexed in non-small cell lung cancer patients with refractory leptomeningeal metastasis. Ann Palliat Med, 2020, 9 (6): 4233-4245.

[13] PAN Z, YANG G, CUI J, et al. A pilot phase 1 study of intrathecal pemetrexed for refractory leptomeningeal metastases from non-small-cell lung cancer. Front Oncol, 2019, 9: 838.

[14] WU YL, ZHOU L, LU Y. Intrathecal chemotherapy as a treatment for leptomeningeal metastasis of non-small cell lung cancer: A pooled analysis. Oncol Lett, 2016, 12 (2): 1301-1314.

肺癌脑转移的内科治疗

7.3 小细胞肺癌脑（脑膜）转移的内科治疗原则

分期	分层	I级推荐	II级推荐	III级推荐
小细胞肺癌脑（脑膜）转移一线系统性治疗	无或有症状脑/脑膜转移	Atezolizumab+EC方案（1A类）[1]或 EP/EC/IP/IC 方案（1A类）[2, 3]，后进行脑部放疗	Durvalumab+EC/EP 方案（1A类）[4]，后全脑放疗	脑膜转移患者可进行Ommaya囊/脑室内导管（2A类）[5]
	有症状脑/脑膜转移	先进行脑部放疗，症状稳定后Atezolizumab+EC方案（1A类）[1]或 EP/EC/IP/IC 方案（1A类）[2, 3]	先进行脑部放疗，症状稳定后，Durvalumab+EC/EP方案（1A类）[4]	
	PS 评分 3-4	最佳对症治疗		

分期	分层	I级推荐	II级推荐	III级推荐
二线系统性治疗（包括一线治疗后出现脑/脑膜转移）	PS 评分 0~2 ≥ 6 个月复发或进展	未接受放疗患者，根据肿瘤具体情况可考虑放疗	选用原方案（不包括免疫联合化疗）（2B 类）[6, 7]	
	PS 评分 0~2 ≤ 6 个月复发或进展	未接受放疗患者，根据肿瘤具体情况可考虑放疗 参加临床研究 拓扑替康（2A类）[8-10]	紫杉醇（2A 类）[11, 12] 多西紫杉醇（2A 类）[13] 伊立替康（2A 类）[14] 替莫唑胺（2A 类）[15, 16] 口服依托泊苷（2A 类）[17, 18] 长春瑞滨（2A 类）[19, 20] 吉西他滨（2A 类）[21, 22]	

【注释】

　　广泛期小细胞癌脑/脑膜转移的初始治疗缺乏高级别循证医学证据，目前尚无专门入组广泛期小细胞癌脑/脑膜转移的初始治疗大样本随机对照研究，绝大多数随机对照临床试验允许纳入无症状脑转移或经过治疗的无症状脑转移患者，且样本量小。

　　广泛期小细胞肺癌在初始诊断时出现脑转移，如果没有症状，可以先以系统化疗为主，化疗3~4 周期后择期进行脑部放疗；如果有明显脑转移症状，则应尽快进行脑部放疗。脑部放疗建议全脑放疗（WBRT），建议剂量30Gy/10次。患者预期生存4个月以上，可以采用放疗外科（SRS）或者立体定向放疗（SRT）局部巩固治疗残留病灶，或者采用全脑放疗的同时局部病灶加量的调强放疗方式（SIB-IMRT）。

广泛期小细胞肺癌的免疫治疗已经成为一线治疗，但是免疫治疗在脑转移患者的地位不明确，2020年2月我国国家药品监督管理局基于IMpower133研究的结果，正式批准了PD-L1抑制剂Atezolizumab+EC一线治疗广泛期小细胞肺癌的适应证，但该研究中只纳入了35例无症状脑转移患者，有脑转移与无脑转移患者的PFS及OS均无差异，由于例数少，难以存在统计效能。

在另外一项类似的CASPIAN研究中，Durvalumab+EC/EP方案在总人群中取得生存优势，但基于Durvalumab尚未在国内获批广泛期小细胞适应证，目前为II级推荐。该研究纳入了55例脑转移患者，但由于其中部分患者接受了不均衡的PCI治疗（仅化疗组允许接受PCI治疗），无法对脑转移患者的免疫治疗获益得出结论。

小细胞肺癌脑/脑膜转移二三线治疗数据较少，主要推荐依据按照小细胞肺癌二三线系统治疗。小细胞脑/脑膜转移为预后不良因素，病程短进展快，进行Ommoya囊泵植入术的意义不如非小细胞肺癌，因此放在III级推荐。

参考文献

[1] HORN L, MANSFIELD A S, SZCZĘSNA A, et al. First-Line Atezolizumab plus Chemotherapy in

Extensive-Stage Small-Cell Lung Cancer. N Engl J Med, 2018, 379 (23): 2220-2229.

[2] NODA K, NISHIWAKI Y, KAWAHARA M, et al. Irinotecan plus cisplatin compared with etoposide plus cisplatin for extensive small-cell lung cancer. N Engl J Med, 2002, 346 (2): 85-91.

[3] HANNA N, BUNN PA Jr, LANGER C, et al. Randomized phase III trial comparing irinotecan/cisplatin with etoposide/cisplatin in patients with previously untreated extensive-stage disease small-cell lung cancer. J Clin Oncol, 2006, 24 (13): 2038-2043.

[4] PAZ-ARES L, DVORKIN M, CHEN Y, et al. Durvalumab plus platinum-etoposide versus platinum-etoposide in first-line treatment of extensive-stage small-cell lung cancer (CASPIAN): a randomised, controlled, open-label, phase 3 trial. Lancet, 2019, 394 (10212): 1929-1939.

[5] SANDBERG DI, BILSKY MH, SOUWEIDANE MM, et al. Ommaya reservoirs for the treatment of leptomeningeal metastases. Neurosurgery, 2000, 47 (1): 49-54; discussion 54-55.

[6] POSTMUS PE, BERENDSEN HH, VAN ZANDWIJK N, et al. Retreatment with the induction regimen in small cell lung cancer relapsing after an initial response to short term chemotherapy. Eur J Cancer Clin Oncol, 1987, 23 (9): 1409-1411.

[7] GIACCONE G, FERRATI P, DONADIO M, et al. Reinduction chemotherapy in small cell lung cancer. Eur J Cancer Clin Oncol, 1987, 23 (11): 1697-1699.

[8] VON PAWEL J, SCHILLER JH, SHEPHERD FA, et al. Topotecan versus cyclophosphamide, doxorubicin, and vincristine for the treatment of recurrent small-cell lung cancer. J Clin

Oncol, 1999, 17 (2): 658-667.

[9] 5O'Brien ME, Ciuleanu TE, Tsekov H, et al. Phase Ⅲ trial comparing supportive care alone with supportive care with oral topotecan in patients with relapsed small-cell lung cancer. J Clin Oncol, 2006, 24 (34): 5441-5447.

[10] ECKARDT JR, VON PAWEL J, PUJOL JL, et al. Phase Ⅲ study of oral compared with intravenous topotecan as second-line therapy in small-cell lung cancer. J Clin Oncol, 2007, 25 (15): 2086-2092.

[11] SMIT EF, FOKKEMA E, BIESMA B, et al. A phase Ⅱ study of paclitaxel in heavily pretreated patients with small-cell lung cancer. Br J Cancer, 1998, 77 (2): 347-351.

[12] YAMAMOTO N, TSURUTANI J, YOSHIMURA N, et al. Phase Ⅱ study of weekly paclitaxel for relapsed and refractory small cell lung cancer. Anticancer Res, 2006, 26 (1B): 777-781.

[13] SMYTH JF, SMITH IE, SESSA C, et al. Activity of docetaxel (Taxotere) in small cell lung cancer. The Early Clinical Trials Group of the EORTC. Eur J Cancer, 1994, 30A (8): 1058-1060.

[14] MASUDA N, FUKUOKA M, KUSUNOKI Y, et al. CPT-11: a new derivative of camptothecin for the treatment of refractory or relapsed small-cell lung cancer. J Clin Oncol, 1992, 10 (8): 1225-1229.

[15] PIETANZA MC, KADOTA K, HUBERMAN K, et al. Phase Ⅱ trial of temozolomide in patients with relapsed sensitive or refractory small cell lung cancer, with assessment of methylguanine-DNA methyltransferase as a potential biomarker. Clin Cancer Res, 2012, 18 (4): 1138-1145.

[16] ZAUDERER MG, DRILON A, KADOTA K, et al. Trial of a 5-day dosing regimen of temozolomide

in patients with relapsed small cell lung cancers with assessment of methylguanine-DNA methyltransferase. Lung Cancer, 2014, 86 (2): 237-240.

[17] EINHORN LH, PENNINGTON K, MCCLEAN J. Phase Ⅱ trial of daily oral VP-16 in refractory small cell lung cancer: a Hoosier Oncology Group study. Semin Oncol, 1990, 17 (1 Suppl 2): 32-35.

[18] JOHNSON DH, GRECO FA, STRUPP J, et al. Prolonged administration of oral etoposide in patients with relapsed or refractory small-cell lung cancer: a phase Ⅱ trial. J Clin Oncol, 1990, 8 (10): 1613-1617.

[19] JASSEM J, KARNICKA-MODKOWSKA H, VAN POTTELSBERGHE C, et al. Phase Ⅱ study of vinorelbine (Navelbine) in previously treated small cell lung cancer patients. EORTC Lung Cancer Cooperative Group. Eur J Cancer, 1993, 29A (12): 1720-1722.

[20] FURUSE K, KUBOTA K, KAWAHARA M, et al. Phase Ⅱ study of vinorelbine in heavily previously treated small cell lung cancer. Japan Lung Cancer Vinorelbine Study Group. Oncology, 1996, 53 (2): 169-172.

[21] VAN DER LEE I, SMIT EF, VAN PUTTEN JW, et al. Single-agent gemcitabine in patients with resistant small-cell lung cancer. Ann Oncol, 2001, 12 (4): 557-561.

[22] MASTERS GA, DECLERCK L, BLANKE C, et al. Phase Ⅱ trial of gemcitabine in refractory or relapsed small-cell lung cancer: Eastern Cooperative Oncology Group Trial 1597. J Clin Oncol, 2003, 21 (8): 1550-5.

8 乳腺癌脑转移的内科治疗

分层	Ⅰ级推荐	Ⅱ级推荐
有限脑转移病灶数目[2]		HER2 阳性患者，局部症状可控，可以首先考虑抗 HER2 药物治疗（2B 类）
弥散脑转移病灶		HER2 阳性患者，局部症状可控，可以首先考虑抗 HER2 药物治疗（2B 类）
脑膜转移		鞘内注射（2B 类）

【注释】

总体来讲，乳腺癌脑转移药物治疗效果并不理想。有研究显示，化疗药物，包括卡培他滨、拓扑替康、替莫唑胺等，对脑转移有一定疗效但缺乏随机对照研究，不做常规推荐。Ⅱ期临床研究结果显示，拉帕替尼联合卡培他滨对 HER2 阳性乳腺癌脑转移颅内病灶和颅外病灶都显示一定疗效，拉帕替尼联合卡培他滨先于 WBRT，中位总生存可达 17 个月可以推迟进行全脑放疗，且药物治疗后再行 WBRT 并不影响总疗效。HER2CLIMB 研究中显示了图卡替尼联合曲妥珠单抗、卡培他滨较仅曲妥珠单抗联合卡培他滨治疗，能明显改善脑转移患者的总生存。其他抗 HER2 的小分子酪氨酸激酶类药物，如奈拉替尼、吡咯替尼等也显示了对脑转移病灶有一定疗效。

对症支持治疗是乳腺癌脑转移的主要治疗手段之一，可以改善患者生活质量，有助于放疗和药物治疗的进行。对于有颅高压表现的患者，应常规给予甘露醇、糖皮质激素（如地塞米松）、利尿剂等治疗，以减轻脑水肿症状。放疗后出现顽固性脑水肿者，可给予贝伐珠单抗减轻脑水肿，通常采用 7.5mg/kg，2 周 1 次，中位使用 4 个周期。出现癫痫发作患者，应予以抗癫痫药物治疗。

参考文献

[1] BACHELOT T, ROMIEU G, CAMPONE M, et al. Lapatinib plus capecitabine in patients with previously untreated brain metastases from HER2-positive metastatic breast cancer (LANDSCAPE): a single-group phase 2 study. Lancet Oncol, 2013, 14 (1): 64-71.

[2] LIN NU, BORGES V, ANDERS C, et al. Intracranial efficacy and survival with tucatinib plus trastuzumab and capecitabine for previously treated HER2-positive breast cancer with brain metastases in the HER2CLIMB Trial. J Clin Oncol, 2020, 38 (23): 2610-2619.

9 消化系统肿瘤脑转移的内科治疗

分层	Ⅰ级推荐	Ⅱ级推荐	Ⅲ级推荐
化疗			
靶向治疗			对于部分存在特定基因突变的消化道肿瘤患者，可能可以采用某些能够传统通过血脑屏障的靶向药物治疗脑转移病灶（3类）
免疫治疗			
对症治疗	皮质激素（如地塞米松）、抗癫痫药物（1B类）		贝伐珠单抗（3类）

【注释】

消化道肿瘤脑转移的药物治疗效果不甚理想。不论是化疗、靶向药物或者免疫检查点抑制剂，均无充足依据推荐用于消化道肿瘤脑转移的治疗。对症治疗仍是目前主要的药物治疗手段。

由于血脑屏障、血瘤屏障及特异性的跨膜外排泵的存在，传统的化学治疗药物在消化道肿瘤脑转移治疗中的地位有限，因此不作为常规推荐。但回顾性分析也同时指出，在患者确诊脑转移之后进行化疗仍有可能延长患者的生存[1, 2]。

虽然在晚期消化道肿瘤患者中进行了大量靶向药物临床研究，但大多数脑转移患者均被排除在外。在这些靶向药物当中，针对 NTRK 基因的恩曲替尼既显示出了较好的中枢神经系统穿透性，也展现较佳的疗效[3]。其他靶向药物在晚期消化道肿瘤脑转移患者中的作用仍有待进一步研究。

免疫治疗是众多脑转移药物治疗方法中的新兴手段，目前仍缺少消化系统肿瘤脑转移的临床研究数据，仅能参考肝、肺转移的研究结论。

皮质激素（如地塞米松），是最重要的对症治疗手段，通常用于降低颅内压和减轻瘤周水肿。但鉴于类固醇类药物的副作用（如肥胖、满月脸、伤口愈合延迟和高血糖等），建议在症状控制之后尽快减量。如果考虑到需尽量避免类固醇类药物对肿瘤免疫的抑制作用，贝伐珠单抗也是可选择的对症治疗手段[4]。抗癫痫药物也是常用的用于治疗和预防症状性癫痫发生的脑转移对症治疗药物。

参考文献

[1] TOKORO T, OKUNO K, HIDA JC, et al. Prognostic factors for patients with advanced colorectal cancer and symptomatic brain metastases. Clin Colorectal Cancer, 2014, 13 (4): 226-231.

[2] BAEK JY, KANG MH, HONG YS, et al. Characteristics and prognosis of patients with colorectal cancer-associated brain metastases in the era of modern systemic chemotherapy. J Neuroon-

col, 2011, 104 (3): 745-753.

[3] HONG DS, DUBOIS SG, KUMMAR S, et al. Larotrectinib in patients with TRK fusion-positive solid tumours: a pooled analysis of three phase 1/2 clinical trials. Lancet Oncol, 2020, 21 (4): 531-540.

[4] ACHROL AS, RENNERT RC, ANDERS C, et al. Brain metastases. Nat Rev Dis Primers, 2019, 5 (1): 5.

消化系统肿瘤脑转移的内科治疗

10 黑色素瘤脑转移的内科治疗

分期	分层	I级推荐	II级推荐	III级推荐
存在脑转移的播散性（不可切除）IV期患者	PS 0~2	局部治疗*： 手术 立体定向放疗 全身治疗： 如携带 *BRAF V600* 突变：BRAF 抑制剂 + MEK 抑制剂	全身治疗： 替莫唑胺 帕博利珠单抗 特瑞普利单抗 如携带 *BRAF V600* 突变：BRAF 抑制剂单药 如携带 *KIT* 突变：伊马替尼 达卡巴嗪 ± 铂类 ± 恩度 紫杉醇 / 白蛋白紫杉醇 ± 铂类 ± 抗血管药物	局部治疗*： 全脑放疗 纳武利尤单抗 鞘内注射 全身治疗： 抗 PD-1+ 伊匹木单抗
	PS 3~4	最佳支持 / 姑息治疗		

注：*见黑色素瘤放疗原则。

除非特殊标注，上述证据级别均为 2A 类证据。

【注释】

脑转移灶的治疗：对于存在脑转移的患者，通常应优先进行局部治疗，以延迟或防止出现瘤内出血、癫痫或神经相关功能障碍。黑色素瘤脑转移的局部治疗（手术或放疗）应基于症状、脑转移灶的数目和部位来综合考虑。如患者出现颅内占位效应，首先考虑有无手术切除脑转移灶的可能。在可行的情况下，放疗首选立体定向放疗（SRS）[1-3]，如患者存在软脑膜转移，可考虑行姑息性全脑放疗（WBRT）[4-6]。与WBRT相比，SRS可能具有更好的长期安全性，能更早地使CNS病灶达到稳定，因此能使患者更早地接受全身系统性抗肿瘤治疗。待CNS病灶稳定后，应尽快给予药物抗肿瘤治疗，如患者存在 *BRAF V600* 突变，首选达拉非尼＋曲美替尼[7]。对于非 *BRAF V600* 突变患者，药物选择包括可通过血脑屏障的化疗药物[8]，以及研究证实对脑转移有效的免疫检查点抑制剂[9-11]。

参考文献

1] FRAKES JM, FIGURA NB, AHMED KA, et al. Potential role for LINAC-based stereotactic radiosurgery for the treatment of 5 or more radioresistant melanoma brain metastases. J Neurosurg, 2015, 123 (5): 1261-1267.

2] SELEK U, CHANG EL, HASSENBUSCH SJ 3rd, et al. Stereotactic radiosurgical treatment in 103 patients for 153 cerebral melanoma metastases. Int J Radiat Oncol Biol Phys, 2004, 59 (4): 1097-1106.

3] RADES D, SEHMISCH L, HUTTENLOCHER S, et al. Radiosurgery alone for 1-3 newly-diagnosed brain metastases from melanoma: impact of dose on treatment outcomes. Anticancer Res, 2014, 34 (9): 5079-5082.

4] ATKINS MB, SOSMAN JA, AGARWALA S, et al. Temozolomide, thalidomide, and whole brain

radiation therapy for patients with brain metastasis from metastatic melanoma: a phase II Cytokine Working Group study. Cancer, 2008, 113 (8): 2139-2145.

[5] FOGARTY G, MORTON RL, VARDY J, et al. Whole brain radiotherapy after local treatment of brain metastases in melanoma patients--a randomised phase III trial. BMC Cancer, 2011, 11: 142.

[6] CHANG EL, WEFEL JS, HESS KR, et al. Neurocognition in patients with brain metastases treated with radiosurgery or radiosurgery plus whole-brain irradiation: a randomised controlled trial. Lancet Oncol, 2009, 10 (11): 1037-1044.

[7] DAVIES MA, SAIAG P, ROBERT C, et al. Dabrafenib plus trametinib in patients with BRAFV600-mutant melanoma brain metastases (COMBI-MB): a multicentre, multicohort, open-label, phase 2 trial. Lancet Oncol, 2017, 18 (7): 863-873.

[8] AGARWALA SS, KIRKWOOD JM, GORE M, et al. Temozolomide for the treatment of brain metastases associated with metastatic melanoma: a phase II study. J Clin Oncol, 2004, 22 (11): 2101-2107.

[9] TAWBI HA, FORSYTH PA, ALGAZI A, et al. Combined Nivolumab and Ipilimumab in Melanoma Metastatic to the Brain. N Engl J Med, 2018, 379 (8): 722-730.

[10] LONG GV, ATKINSON V, LO S, et al. Combination nivolumab and ipilimumab or nivolumab alone in melanoma brain metastases: a multicentre randomised phase 2 study. Lancet Oncol, 2018, 19 (5): 672-681.

[11] American Society of clinical Oncology. 57th Annual Meeting, Proecodings. Chieago, Il, 2021, 9519.

4